Fundamentos de Estética 2

CIÊNCIAS GERAIS

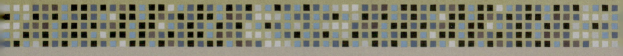

Dados Internacionais de Catalogação na Publicação (CIP)
(Câmara Brasileira do Livro, SP, Brasil)

Fundamentos de estética 2 : ciências gerais / Joel
   Gerson... [et al.] ; colaboradores editoriais
Catherine M. Frangie, John Halal ; [tradução
EZ2Translate]. – São Paulo : Cengage Learning, 2019.

Outros autores: Janet D´Angelo, Shelley Lotz Sallie
Deitz Título original: Milady´s standard esthetics
fundamentals. 10 ed. norte-americana.

   1. reimpr. da 1. ed. de 2011.
   Bibliografia.
   ISBN 978-85-221-1140-4

   1. Cosméticos 2. Cosmetologia 3. Cultura da beleza
4. Pele - Cuidados e higiene I. Gerson, Joel. II.
D´Angelo, Janet. III. Lotz, Shelley. IV. Deitz, Sallie.
V. Frangie, Catherine M. VI. Halal, John.

11-05486   CDD-646.72

Índice para catálogo sistemático:

1. Beleza corporal : Cuidados : Aparência
   pessoal : Cosmetologia   646.72

Fundamentos de Estética 2

CIÊNCIAS GERAIS

Tradução da 10ª edição norte-americana

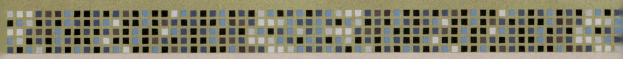

Joel Gerson

Autores colaboradores: Janet D'Angelo, Shelley Lotz, Sallie Deitz

Colaboradores editoriais: Catherine M. Frangie, John Halal

Tradução: EZ2Translate

Coordenadoras da revisão técnica:
Cristina Duarte e Cristiane Pinto Ribeiro

Revisores técnicos: Adriana Gibotti, Carlos Jorge R. Oliveira, Vivian A. Silva, Neusa Maria M. F. Bevilacqua, Leandro Giavarotti e Dith M. de Mesquita (Universidade Anhembi Morumbi)

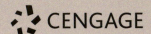

Austrália • Brasil • México • Cingapura • Reino Unido • Estados Unidos

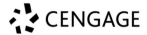

Fundamentos de Estética 2 – Ciências Gerais
Tradução da 10ª edição norte-americana
Milady®

Joel Gerson, Janet D'Angelo, Shelley Lotz, Sallie Deitz, Catherine M. Frangie, John Halal

Gerente editorial: Patricia La Rosa

Supervisora editorial: Noelma Brocanelli

Supervisora de produção gráfica: Fabiana Alencar Albuquerque

Editora de desenvolvimento: Gisela Carnicelli

Título Original: Milady's Standard Esthetics Fundamentals 10th ed. (ISBN: 978-0-8400-3128-0)

Tradução: EZ2Translate

Revisão técnica: Adriana Gibotti, Carlos Jorge R. Oliveira, Vivian A. Silva, Neusa Maria M. F. Bevilacqua, Leandro Giavarotti e Dith M. de Mesquita

Copidesque: Mariana Gonzalez

Revisão: Ana Lucia Sant'Ana dos Santos e Henrique Z. de Sá

Diagramação: Triall Composição Editorial.

Capa: Souto Crescimento de Marca

Pesquisa iconográfica: HN Fotos

© 2009 Delmar, parte da Cengage Learning.
© 2012 Cengage Learning Edições Ltda.

Todos os direitos reservados. Nenhuma parte deste livro poderá ser reproduzida, sejam quais forem os meios empregados, sem a permissão por escrito da Editora. Aos infratores aplicam-se as sanções previstas nos artigos 102, 104, 106, 107 da Lei n. 9.610, de 19 de fevereiro de 1998.

Esta editora empenhou-se em contatar os responsáveis pelos direitos autorais de todas as imagens e de outros materiais utilizados neste livro. Se porventura for constatada a omissão involuntária na identificação de algum deles, dispomo-nos a efetuar, futuramente, os possíveis acertos.

A editora não se responsabiliza pelo funcionamento dos links contidos neste livro que possam estar suspensos.

Para informações sobre nossos produtos, entre em contato pelo telefone **0800 11 19 39**

Para permissão de uso de material desta obra, envie seu pedido para **direitosautorais@cengage.com**

© 2012 Cengage Learning. Todos os direitos reservados.

ISBN-13: 978-85-221-1140-4
ISBN-10: 85-221-1140-5

Cengage Learning
Condomínio E-Business Park
Rua Werner Siemens, 111 – Prédio 20 – Espaço 04
Lapa de Baixo – CEP 05069-900 – São Paulo –SP
Tel.: (11) 3665-9900 – Fax: 3665-9901
SAC: 0800 11 19 39

Para suas soluções de curso e aprendizado, visite
www.cengage.com.br

Impresso no Brasil
Printed in Brazil
1. reimpr. – 2019

Dedico este livro à memória de minha mãe, Rosella Gerson, que faleceu aos 36 anos, e a meu pai, Ben Gerson, que me incentivou a continuar estudando cosmetologia quando eu queria desistir. Ele me disse "Termine a faculdade, ganhe o diploma e, aonde quer que você vá, sempre conseguirá encontrar um trabalho".
E ele estava certo!

Sumário

1 Controle da infecção: princípios e prática

Regulamentos 4

Princípios da infecção 6

Princípios da prevenção 16

Precauções univesais. 30

Primeiros socorros 31

O salão profissional e a imagem do SPA 33

Sua responsabilidade profissional 34

2 Anatomia e fisiologia geral

Por que estudar anatomia? 42

Células 42

Tecidos 44

Órgãos e sistemas do corpo 45

O sistema esquelético 46

O sistema muscular 51

O sistema nervoso 56

O sistema circulatório 62

O sistema linfático/imune 66

O sistema endócrino 66

O sistema digestório 68

O sistema excretor 68

O sistema respiratório 69

O sistema tegumentar 69

O sistema genital 69

3 Fundamentos da química

Química 80

Matéria 80

Potencial de hidrogênio (pH) 85

Reações químicas 86

Química aplicada aos cosméticos 88

4 Fundamentos da eletricidade

Eletricidade 100

Segurança de equipamentos elétricos 103

Eletroterapia 104

Ondas/raios de luz 109

5 Fundamentos da nutrição

Recomendações nutricionais 122

Nutrição para a pele 124

Macronutrientes 124

Micronutrientes: vitaminas 130

Minerais 140

Nutrição e estética 142

A água e a pele 144

Glossário 149

Prefácio

Você está prestes a iniciar uma jornada para uma carreira repleta de oportunidades de sucesso e satisfação pessoal. A demanda de esteticistas profissionais continua crescendo de maneira nova e animadora, abrindo espaço para o sucesso pessoal e uma variedade de possibilidades de carreira.

Quando sua experiência acadêmica começar, pense na sua atitude, habilidades e capacidades para estudar, e persista mesmo quando tudo estiver muito difícil. Fique concentrado no seu objetivo – tornar-se um profissional da área de estética e começar sua carreira – e converse sempre com seus professores se surgir algum problema que possa impedi-lo de alcançar seus objetivos.

Um comparativo para a educação em estética

Em 1978, Joel Gerson criou e publicou o *Milady's Standard Textbook for Professional Estheticians*. Essa publicação logo se tornou a primeira opção dos educadores da área de estética e passou por dez revisões. Nesse período, ele tem sido o livro de estética mais usado no mundo. À medida que a ciência e o mundo dos negócios dos cuidados com a pele evoluem, novas edições se tornam necessárias. A série Milady tem o compromisso de publicar o que há de melhor em educação para estética. Com esta edição, a série marca seu 30° aniversário. O conteúdo e o design foram completamente atualizados, para que este livro se torne o recurso educacional mais valioso e eficiente do mercado. Para aproveitar ao máximo o seu tempo de estudo, reserve agora alguns minutos para conhecer o texto e saber como usá-lo, antes de começar.

Esta tradução da 10ª edição norte-americana tem um novo título que reflete melhor o conteúdo – *Fundamentos de Estética* – e fornece informações básicas que auxiliam na formação profissional. Antes de começar essa revisão, houve uma pesquisa intensa para saber o que precisava ser modificado, adicionado ou excluído. Consultamos alguns dos melhores especialistas da área, para saber como as mudanças no campo da estética deveriam ser refletidas na nova edição do livro. Envolvemos os melhores educadores no processo de revisão, fornecendo um conhecimento em primeira mão sobre estética. Por fim, enviamos o manuscrito finalizado para novas revisões. O que você tem em mãos é o resultado.

A coleção *Fundamentos de Estética*, tradução da 10ª edição norte-americana, contém informações abrangentes sobre diversos assuntos, incluindo higienização e controle de infecção, tratamentos de spa para o corpo, escolha de uma linha de cosméticos e muito mais. Além disso, uma ênfase mais profunda na saúde e bem-estar pessoal pode ser encontrada no novo capítulo Fundamentos da nutrição, no livro *Fundamentos de Estética* – Ciências Gerais. Como parte da educação para a estética, este livro é um guia valioso para ajudar no aprendizado das técnicas que você aplicará, e também para saber como interagir com os clientes e até mesmo administrar um negócio. Seja qual for a carreira que você escolher no campo da estética, pode consultar este texto várias vezes e usá-lo como base para a evolução do seu sucesso profissional.

Elementos educativos desta edição

Com uma parte da extensa revisão desta edição, muitos recursos foram adicionados ou reorganizados para ajudá-lo a reconhecer e dominar os principais conceitos e técnicas.

Foco...

Ao longo do texto, existem parágrafos curtos na coluna externa que chamam atenção para as várias capacidades e conceitos que o ajudarão a atingir sua meta. As seções "Foco..." se concentram em todos os aspectos do desenvolvimento pessoal e profissional. Esses assuntos são cruciais para o seu sucesso como aluno e como profissional.

Atividade

As caixas "Atividade" oferecem exercícios práticos que são rápidos e interessantes e o ajudam a entender os conceitos explicados no texto.

Você sabia?

Estas sessões fornecem dados interessantes que irão aprimorar o seu conhecimento sobre o que você aprendeu no texto e chamam a atenção para um ponto de destaque.

Alerta

É importante entrar em contato com os conselhos e agências locais para saber o que é ou não permitido. Neste texto, você encontrará o ícone "Alerta".

Recursos da Web

Estas sessões oferecem endereços e referências da Web para você verificar informações e atividades adicionais.

Glossário do capítulo

As palavras que você precisará conhecer ao estudar um capítulo são fornecidas no início, em uma lista de termos-chave. Na primeira vez que uma palavra é usada e definida no texto, ela aparece em negrito. Todos os termos-chave e suas definições são incluídos no glossário do final do capítulo e também no Glossário/Índice Remissivo no final do texto.

Objetivos de aprendizagem

No início de cada capítulo estão os objetivos didáticos, que indicam as informações importantes que você deverá aprender nesta parte do livro. Os ícones espalhados pelo capítulo indicam que um objetivo de aprendizagem foi atingido.

Aqui está uma dica

Essas dicas úteis chamam a atenção para as situações que podem surgir ou maneiras rápidas de fazer as coisas. Procure essas dicas nos procedimentos e ao longo de todo o texto.

Questões de revisão

No final de cada capítulo, incluímos perguntas desenvolvidas para testar o seu conhecimento sobre as informações apresentadas. O instrutor pode lhe pedir para escrever as respostas ou para responder verbalmente na classe. Se você tiver dificuldades para responder, consulte o capítulo, reveja o material e tente novamente.

Organização e capítulos da coleção
■■■

Aprendendo e usando as ferramentas deste livro com a instrução do seu professor, você desenvolverá as capacidades necessárias para criar uma clientela leal e satisfeita. Para ajudar a encontrar as informações com mais facilidade, os capítulos estão agrupados em quatro volumes:

Fundamentos de Estética 1 – Orientações e negócios

A Parte 1 inclui três capítulos que cobrem o presente, passado e futuro do campo da estética. O Capítulo 1, "História e oportunidades de carreira na estética", destaca a origem da estética, traçando sua evolução ao longo do século XXI e especulando para onde irá no futuro. O Capítulo 2, "Sua imagem profissional", enfatiza a importância da higiene pessoal e do comportamento e discute como uma atitude saudável e positiva e uma forte ética profissional afetam o seu sucesso como esteticista. O Capítulo 3, "Comunicação para o sucesso", é basicamente um esquema para usar suas capacidades especiais e sua personalidade para construir uma carreira de sucesso na estética e atender e manter uma base leal de clientes.

A Parte 2 contém novas informações sobre a criação do sucesso financeiro e operacional como esteticista. O Capítulo 4, "Planejamento da carreira", fornece instruções práticas como sobre a definição de metas, elaboração do currículo e preparação para uma entrevista. Informações sobre a administração do dinheiro e habilidades de comunicação também são incluídas.

"O negócio dos cuidados com a pele", Capítulo 5, inclui informações valiosas sobre como abrir seu próprio negócio, além de dicas para ajudá-lo a reconhecer uma empresa bem-sucedida para trabalhar como funcionário. Por fim, o Capítulo 6, "Venda de produtos e serviços", enfatiza assuntos relacionados ao mercado como o conhecimento do produto e das necessidades do cliente e a análise do seu sucesso.

Fundamentos de Estética 2 – Ciências gerais

Inclui informações importantes que você precisa saber para manter você e seus clientes seguros e saudáveis. O Capítulo 1, "Controle da infecção: princípios e prática", oferece os fatos essenciais e atualizados sobre hepatite, HIV e outros vírus e bactérias infecciosas e informa como prevenir sua transmissão. Os Capítulos 2 a 5 ("Anatomia e fisiologia geral", "Fundamentos da química" e "Fundamentos da eletricidade") fornecem informações essenciais que irão orientar o seu trabalho com os clientes e lhe permitirão tomar decisões sobre os protocolos de tratamento. O Capítulo 6 é vital para os esteticistas que desejam entender os efeitos da nutrição sobre a pele, pois aborda os nutrientes, vitaminas e minerais mais utilizados.

Fundamentos de Estética 3 – Ciências dermatológicas

Oferece um conteúdo claro e atualizado sobre cada aspecto da pele. O Capítulo 1, "Fisiologia e histologia da pele", inclui a anatomia e a fisiologia da pele, com uma ênfase no impacto da boa nutrição; o Capítulo 2, "Distúrbios e doenças da pele", explora diversos problemas como acne, sensibilidade e o perigo da exposição ao sol. O Capítulo 3, "Análise da pele", trata dos biotipos e estados cutâneos, enfatizando a necessidade de uma avaliação detalhada do cliente. As noções básicas da venda a varejo são discutidas no Capítulo 4, "Produtos de cuidados com a pele": química, ingredientes e seleção.

Fundamentos de Estética 4 – Estética

Concentra-se nas práticas realizadas pelo esteticista. A organização da sala de tratamento e a criação da atmosfera correta para o cliente e o esteticista são cobertas no Capítulo 1, "A sala de tratamento". O Capítulo 2, "Tratamentos faciais básicos," ensina os métodos usados em vários tipos de tratamentos e seus benefícios e contraindicações, bem como as considerações e técnicas exclusivas de tratamentos masculinos. O Capítulo 3, "Massagem facial", descreve os benefícios da massagem e também as contraindicações e os movimentos básicos. O Capítulo 4, "Aparelhos faciais", é dedicado aos aparelhos usados em tratamentos estéticos e fornece instruções sobre uso do aparelho de vapor, da corrente galvânica, da lâmpada de Wood e muito mais; e o Capítulo 5, "Remoção de pelos", traz as informações essenciais sobre esses serviços, cada vez mais solicitados. O Capítulo 6, "Tópicos avançados e tratamentos" fornece uma visão geral dos procedimentos clínicos usados na cirurgia estética e dos populares tratamentos de spa. A teoria das cores, os formatos de rostos e os conselhos sobre a seleção de uma linha de produtos são alguns dos assuntos do Capítulo 7, "O mundo da maquiagem", que fornece uma referência rápida para atender à crescente demanda dos serviços de melhoria da aparência.

Sobre os autores

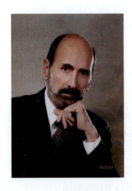

Joel Gerson

Joel Gerson estabeleceu os padrões para as escolas de estética e cuidados com a pele nos Estados Unidos ao escrever o *Standard Textbook for Professional Estheticians* como resultado de muitos anos de pesquisas e experiência. Antes da publicação, nenhum Estado dos Estados Unidos oferecia uma licença específica para a estética nos cuidados com a pele. Desde o lançamento da primeira edição, agora 48 Estados oferecem licenças separadas para a prática dos tratamentos faciais e maquiagem.

Joel Gerson foi chamado de "mestre da educação nos cuidados com a pele" pela revista *American Salon Magazine*, porque ele acredita firmemente na educação e gosta de compartilhar seu conhecimento com os outros. Ele apresentou suas palestras e seminários dinâmicos e detalhados em diversas partes do mundo.

Suas credenciais incluem maquiador residente da House of Revlon; porta-voz da Lever Brothers; vice-presidente da Education for Christine Valmy, Inc.; treinador de tratamento facial da Pivot Point International Instructors; e diretor de treinamento em cuidados com a pele do Redken Laboratories. Atualmente, Joel Gerson trabalha como consultor técnico de vários fabricantes importantes e já apareceu em programas de rádio e TV. Seus artigos sobre tratamentos faciais e cuidados com a pele foram publicados em diversas revistas especializadas como *Les Nouvelles Esthetiques*, *Dermascope*, *Modern Salon* e *American Salon*. Gerson tem doutorado pela Allied Health Science e licenciatura em tratamentos faciais científicos pela University of the State of New York. Ele trabalhou com examinador estético no New York Department of State.

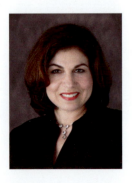

Janet M. D'angelo

Janet M. D'Angelo é fundadora e presidente da J.Angel Communications, LLC, uma empresa de relações públicas e marketing especializada no setor de saúde, beleza e bem-estar. Com mais de 20 anos de experiência desenvolvendo estratégias de marketing e gerenciamento em todos os segmentos do mercado dos cuidados com a pele, ela dá palestras em feiras e faz seminários e workshops sobre vários assuntos de negócios.

Iniciou sua carreira no setor dos cuidados com a pele em 1979, como uma das primeiras esteticistas licenciadas em Massachusetts. A partir daí, ela tem trabalhado para despertar a consciência do setor e promover padrões profissionais. Além do seu trabalho neste texto, ela é autora de *Estratégias de negócios para salões de beleza e spas – Tradução da 2ª edição norte-americana* e colaboradora de diversos livros da Cengage Learning.

Shelley Lotz

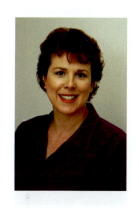

Shelley Lotz é uma esteticista envolvida em vários aspectos do setor, incluindo gerenciamento de negócios, treinamento, marketing, varejo, redação e consultoria. Ela é ex-proprietária e instrutora do Oregon Institute of Aesthetics, uma escola profissionalizante e de cursos avançados de estética. Antes de abrir a escola, ela trabalhava em salões e day spas. Ela começou sua carreira na estética há 20 anos e hoje é escritora, consultora e educadora. Shelley já deu palestras na comunidade e trabalhou como maquiadora para fotógrafos, filmes e vídeos. Ela é bacharel em ciências da biologia, geografia e comunicações pela Southern Oregon University. Ela trabalha com as mudanças legislativas e no setor, e é membro do comitê de currículo do Oregon Department of Education e do comitê redator do Board of Cosmetology. Lotz é membro da NCEA. Ela acredita que a parte mais recompensadora de ensinar é fazer uma diferença na vida do aluno. Ela é apaixonada por esse setor e adora compartilhar informações escrevendo e dando aulas.

Sallie Deitz

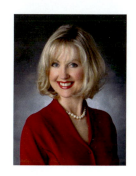

Sallie Deitz trabalha com educação e desenvolvimento do produto na Bio Therapeutic, Inc., e no Bio Therapeutic Institute of Technology, em Seattle, Washington. Deitz é esteticista licenciada há 25 anos e tem 12 anos de experiência clínica. Escreveu alguns livros publicados pela Milady® e é membro do conselho diretivo editorial da Plastic Surgery Products, em Los Angeles, Califórnia e do comitê de desenvolvimento de testes do NIC (National Interstate Council of State Boards of Cosmetology – Esthetics Division).

Catherine M. Frangie

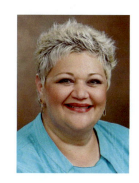

Catherine M. Frangie é uma profissional de beleza dedicada e apaixonada desde 1982, quando iniciou sua carreira como cosmetóloga licenciada, proprietária de salão e instrutora de escola de beleza. A partir daí, Catherine M. Frangie ocupou cargos proeminentes e dinâmicos em muitas facetas do setor da beleza profissional, incluindo vice-presidente de marketing, comunicações e educação em uma empresa líder de produtos, diretora de comunicações, editora de uma revista do comércio e editora/autora de livros. Em 2000,

Catherine M. Frangie fundou a FrangieConsulting, uma empresa de consultoria em marketing e comunicações que atende às necessidades únicas e exclusivas das empresas do setor da beleza profissional. A FrangieConsulting ganhou sete prêmios ABBIE (da American Beauty Association) pelo seu trabalho em diversas campanhas de marketing nos Estados Unidos.

Escreveu mais de 125 artigos para revistas de consumidores e do comércio, bem como vários livros sobre tendências de beleza, moda e os negócios de um salão profissional. Catherine é formada em comunicações e fez cursos de marketing e publicidade.

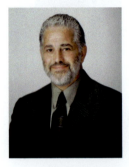

John Halal

Cabeleireiro, instrutor licenciado e presidente da Honors Beauty College, Inc., John Halal é membro ativo da National Cosmetology Association (NCA), The Salon Association (TSA), Beauty & Barber Supply Institute (BBSI) e da Society of Cosmetic Chemists (SCC). Ele atua como vice-presidente e diretor-executivo da American Association of Cosmetology Schools (AACS) e é ex-presidente da Indiana Cosmetology Educators Association (ICEA). Publicou vários livros e artigos sobre a estrutura dos cabelos e a química dos produtos. Halal é associado com mérito da Indiana University e membro da The Golden Key National Honor Society e Alpha Sigma Lambda.

Sobre os revisores técnicos

Adriana Gibotti

Doutora pela USP e mestre pela UNESP em Microbiologia.

Docente da disciplina agressão e defesa (microbiologia, imunologia e parasitologia) nos cursos de Medicina, Estética, Fisioterapia, Nutrição, Enfermagem, Quiropraxia, Naturologia, Podologia, Visagismo e Maquiagem, e da disciplina processos biológicos nos cursos de Visagismo e Medicina da Escola de Medicina e Escola de Saúde e Bem-Estar da Universidade Anhembi Morumbi.

Vivian Alessandra Silva

Doutora em Anatomia pela Universidade de São Paulo. Mestre em Neurociências pela Universidade de São Paulo. Graduada em Fonoaudiologia pela Universidade de São Paulo. Docente da disciplina de morfologia humana para os curso de Estética, Fisioterapia e Medicina da Universidade Anhembi Morumbi.

Carlos Jorge Rocha Oliveira

Formado em Biologia pela Universidade São Paulo. Mestre em Biologia Molecular pela Universidade Federal de São Paulo. Doutor em Biologia Molecular pela Universidade Federal de São Paulo. Pesquisador no Laboratório de Biologia Vascular do INCOR.

Professor na Universidade Anhembi Morumbi das disciplinas de processos biológicos, biologia molecular, engenharia genética, biotecnologia, e biossegurança. Coordenador do Comitê de Ética em Pesquisa da Universidade Anhembi Morumbi

Neusa Bevilacqua

Possui doutorado em Química Orgânica pela Universidade de São Paulo. Atualmente, é docente do Centro Universitário FIEO e docente da Universidade Anhembi Morumbi. Tem experiência na área de Química, com ênfase em Síntese Orgânica.

Leandro Giavarotti

Possui graduação em Ciências Biológicas, mestrado e doutorado em Ciências Biológicas (Bioquímica) pela Universidade de São Paulo (2004). Atualmente, é professor da Universidade Anhembi Morumbi. Tem experiência na área de Bioquímica, com ênfase em Patologias, atuando principalmente nos seguintes temas: Gerontologia, Terapias Complementares e Alternativas, Estresse Oxidativo, Doença de Alzheimer.

Agradecimentos

Os autores e o editor gostariam de agradecer às muitas pessoas que dedicaram seu tempo e sua experiência à produção deste texto. Também gostaríamos de agradecer aos revisores, que forneceram muitas sugestões inteligentes para melhorar o livro. Nossa dívida para com eles é eterna.

Sheryl Baba, Solstice Day Spa, Massachusetts

Debbie Beatty, Columbus Technical College, Georgia

Carole Berube, Massachusetts

Helen Bickmore, Jean Paul Spa De Beaute, Nova York

Felicia Brown, Balance Day Spa, Carolina do Norte

Linda Burmeister, International Dermal Institute, Califórnia

Sarah Burns, Caleel & Hayden, Wisconsin

Donna Charron, Eastern Wyoming College, Wyoming

April J. Coleman, Diretora assistente, Esteticista-mestre licenciada/instrutora, MD

Denise Fuller, Anton Academy e International Spa Importing Specialists, Flórida

John Halal, Honors Beauty College, Inc. Indiana

Jean Harrity, Refresh Institute of Esthetics, Illinóis

Patricia Heitz, Dermatech Academy, Nova York

Marsha Hemby, Carolina do Norte

Kathy Hernandez-McGowan, Marinello School of Beauty, Califórnia

Ruth Ann Holloway, Dermal Dimensions, Utah

Delores Hunt, Central Florida Community College, Flórida

Kim Jarrett, College of Hair Design, Missouri

Tracy Johnson, Wingate Salon & Spa, New Hampshire

Irene Koufalis, European Body Concepts, Texas

Sharon MacGregor, JcPenney Salon, Nova York

Cheryl McDonald,
Solano Community College, Califórnia

Maggie McNerney, autônoma,
Massachusetts

Jillian Motyl, Keiser Career College,
Flórida

Elizabeth Myron, Consultora técnica em
treinamento, Maryland

Maria Nelson, International Beauty
School, Oregon

Natasha Ogorodnitsky, Flórida

Sandra Peoples, T. H. Pickens Technical
Center, Colorado

Kathy Phelps, Moore Norman Technology Center, Oklahoma

Amy Fields Rumley, Merle Norman Studio Owner, Carolina do Norte

Alex Sokolowski, Nova York

Patricia Powers Stander, Esteticista,
instrutora e enfermeira licenciada
Massachusetts

Ada Polla Tray, Alchimie Forever LLC,
Virginia

Nancy Tomaselli, Cerritos Community
College, Califórnia

Madeline Udod, Career Education,
Nova York

Jan Walters, Colorado School of Paramedical Esthetics, Colorado

Shelley Lotz gostaria de agradecer às seguintes pessoas: Gretchen Facey, Crystal Koebrick, Janet Bocast, Renee Norman-Martin, Marcella Arana, Danika Blood, Kathy Lystra, Suzanne Mathis McQueen, Feather Gilmore, Serena Beach, Panos Photinos e aos alunos do Oregon Institute of Aesthetics pelo seu apoio e as correções.

Um agradecimento especial a Gretchen Facey, Panos Photinos, Janet Bocast, Suzanne Mathis McQueen, Marian Smith e aos alunos e funcionários do Oregon Institute of Aesthetics por todo o apoio. Eu não estaria onde estou hoje se não fosse por vocês.

Sallie Deitz gostaria de agradecer às seguintes pessoas pela sua ajuda durante este projeto: Joel Gerson — obrigada por tudo o que você fez pelo nosso setor. Também quero agradecer especialmente a Cathy Frangie, a equipe do Milady/Delmar/Cengage Learning, Darla McGovern, Christopher Stacey, Maren Brown, Shelly Lotz, Janet D'Angelo, John Halal, Bellingham ENT & Facial Plastic Surgery.

Uma mensagem do autor

Estou na minha mesa escrevendo esta mensagem e acho difícil acreditar que já se passaram 30 anos desde que escrevi meu primeiro livro. Com o passar dos anos, ele passou por várias revisões e foi traduzido para muitos idiomas. *The Standard Textbook for Professional Estheticians* estabeleceu os padrões de ensino sobre cuidados com a pele nas escolas e para os exames de licenciamento nos Estados Unidos e no Canadá. Agora, com as colaborações de Janet D'Angelo, Shelly Lotz, Sallie Deitz, Cathy Frangie e John Halal, esta tradução da10ª edição norte-americana está absolutamente pronta para a próxima geração de profissionais. Além das novidades na revisão e no design do livro, ele também recebeu um novo nome: *Fundamentos de estética*.

Mas, como tudo isso começou? Quando comecei a dar aulas sobre tratamentos faciais e maquiagem em Nova York, percebi como os materiais educativos eram inadequados para o treinamento de um esteticista. Não existia um livro prático ou um curso abrangente que fosse fácil de entender e ao mesmo tempo completo. Era necessário que o livro fornecesse ilustrações passo a passo, que os professores e alunos pudessem acompanhar com facilidade. Com o crescimento da estética nos Estados Unidos, nosso setor precisava desesperadamente de alguém que escrevesse um livro básico, que atendesse às necessidades e padrões das escolas americanas, seus professores, alunos e os conselhos estaduais de cosmética. Com o incentivo da Milady® para escrever o livro, dei o primeiro passo na iniciativa mais importante da minha carreira profissional. Este livro é a minha colaboração para uma profissão que me trouxe muitas recompensas. Literalmente, ele me levou a viajar pelo mundo ensinando os benefícios do toque combinado com as técnicas e os produtos profissionais. Eu sempre gostei de compartilhar o meu conhecimento e este texto me deu oportunidade de contar a você, futuro esteticista, cosmetólogo ou maquiador, as técnicas, métodos e o conhecimento que adquiri nos meus vários anos de experiência e pesquisa. Como profissional da área de estética, você irá trabalhar em estreita relação com os seus clientes. É compensador saber que a melhora observada na pele do cliente foi possibilitada pelo seu conhecimento, suas capacidades e o seu toque pessoal como esteticista profissional. Esta coleção mostrará como se tornar confiante como esteticista profissional. Este curso, somado com a orientação do seu professor, o ajudará a atingir suas metas no emocionante, lucrativo e recompensador campo da estética. Eu o parabenizo pela profissão que você escolheu. Não tenha dúvidas de que se você tiver uma atitude positiva e um sentimento de preocupação com o bem-estar dos outros, usar sua imaginação e "ousar ser diferente", você terá sucesso.

BOA SORTE!
Joel Gerson, Ph.D.
Nova York

Advertência ao leitor

O editor não garante qualquer produto descrito neste texto e nem executa qualquer análise independente de qualquer informação sobre produtos contida no mesmo. O editor não assume, e se isenta expressamente, de qualquer obrigação por obter e incluir informações diferentes daquelas que recebeu do fabricante. O leitor é expressamente incitado a considerar e adotar todas as precauções de segurança que poderiam ser indicadas pelas atividades descritas neste texto, e a evitar todos os perigos em potencial. Seguindo as instruções contidas neste texto, o leitor se dispõe a assumir todos os riscos com relação a tais instruções. O editor não faz representações ou garantias, de qualquer tipo, e incluindo garantias de adequação para um objetivo particular ou de comercialização; essa representação não é implicada com respeito ao material descrito neste texto, e o editor não assume qualquer responsabilidade sobre tal material. O editor não estará sujeito a qualquer responsabilidade por qualquer dano especial, consequente ou exemplar, total ou parcial, decorrente do uso e confiança do leitor por este material.

Até o fechamento desta edição, todos os sites contidos neste livro estavam no ar, com funcionamento normal, entretanto, a Editora não se responsabiliza caso ocorra a suspensão dos mesmos.

capítulo 1

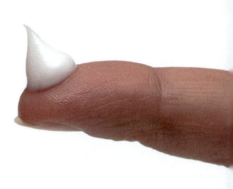

Christoph Weihs/Shutterstock

Controle da infecção: princípios e prática

Revisão técnica: Adriana Gibotti

TÓPICOS DO CAPÍTULO 1

- Regulamentos
- Princípios da infecção
- Princípios da prevenção
- Procedimentos de desinfecção
- Precauções Universais
- Primeiros socorros
- O salão profissional e a imagem do *spa*
- Sua responsabilidade profissional

> Enquanto você lê este capítulo, talvez se pergunte se precisa ser cientista ou químico para se tornar profissional da área de estética. Entender as noções básicas de limpeza e desinfecção e seguir as regras garantem que você protegerá a si, os clientes e os colegas. Este capítulo o prepara para uma carreira longa e próspera na área de estética.

Objetivos de aprendizagem

Ao concluir este capítulo, você será capaz de:

- Listar os tipos e classificações de bactérias.
- Definir hepatite e AIDS e explicar como são transmitidas.
- Discutir os diferentes tipos de desinfetantes e como são usados.
- Descrever como higienizar e desinfetar com segurança vários instrumentos, materiais e superfícies do estabelecimento.

- Explicar as diferenças entre esterilização, desinfecção e higienização.
- Entender a importância da higienização para a saúde e segurança dos profissionais e clientes.

Termos-chave

antissépticos 16

assintomáticos 30

autoclave 19

bacilos 8

bactérias 5

bactericidas 6

cocos 7

compostos quaternários
de amônia 20

contagiosa 11

contaminação cruzada 24

contaminado 18

contaminantes 18

dermatófitos 15

descontaminação 16

desinfecção 18

desinfetantes 5

diplococos 8

eficácia 19

escabiose 14

espirilos 9

estafilococos 7

esterilização 19

estreptococos 8

fenol 20

flagelos 9

fungicidas 6

fungos 15

hepatite 13

higienização 16

imunidade adquirida 15

imunidade natural 15

imunidade 15

incidente de exposição 30

infecção generalizada 11

infecção local 11

infecção 10

luvas de nitrila 29

microrganismos 6

motilidade 9

não patogênica 6

parasitos 14

patogênicas 6

patógenos transmissíveis pelo
sangue 14

pediculose 14

Precauções Universais 30

procedimento asséptico 26

protozoários 14

pseudomonicida 19

pus 10

sarna 14

Síndrome da Imunodeficiência
a Adquirida (AIDS) 11

Staphylococcus aureus resistente à
meticilina (MRSA) 11

transmissível 11

tuberculicidas 5

tuberculose 5

virucidas 6

Vírus da Imunodeficiência Humana
(HIV) 11

vírus 11

Regulamentos

Diversas agências estaduais e federais regulamentam e estabelecem normas para a prática da estética. As agências federais estabelecem diretrizes para fabricação, venda e uso de equipamentos e ingredientes químicos e segurança no local de trabalho. As agências estaduais regulamentam licenciamento, imposição e conduta para trabalhar em um salão, *spa* ou clínica médica.

Agência de vigilância sanitária no Brasil (Anvisa)

A Agência Nacional de Vigilância Sanitária (Anvisa) foi criada como parte do Ministério do Trabalho brasileiro para regulamentar e impor padrões de segurança e saúde para proteger os funcionários no local de trabalho. Regulamentar a exposição às substâncias possivelmente tóxicas e informar aos funcionários dos possíveis riscos de materiais usados no local de trabalho são os principais objetivos do Laudo Técnico das Condições Ambientais de Trabalho (LTCAT) emitido pelo médico do trabalho ou engenheiro de segurança do trabalho. Esse laudo é elaborado com o intuito de documentar os agentes nocivos existentes no ambiente de trabalho e exige que os fabricantes e importadores de substâncias químicas analisem os riscos associados a seus produtos.

Os padrões definidos pela Anvisa são importantes para a indústria cosmética por causa dos produtos usados nos salões, *spas* e clínicas médicas. Esses padrões tratam de questões relacionadas ao manuseio, mistura, armazenamento e descarte dos produtos e também da segurança geral no local de trabalho. O mais importante é que eles garantam seu direito de conhecer os ingredientes tóxicos nos produtos que você usa.

As leis brasileiras exigem que o fabricante forneça informações de segurança de produtos químicos para cada produto vendido. As informações incluem ingredientes tóxicos, procedimentos seguros de uso e manuseio, precauções para reduzir o risco de danos e superexposição, combustão e dados no caso de incêndio, diretrizes de descarte correto e informações médicas, caso alguém tenha uma reação ao produto. Quando necessário, essas informações podem ser enviadas para o médico para que ele trate adequadamente qualquer reação. As fichas de anamnese do cliente devem conter o registro do histórico do paciente, possíveis alergias a determinados produtos, como também os procedimentos e produtos utilizados no cliente, e essas fichas devem estar disponíveis no *spa*, salão ou clínica médica para que possam ser rastreados os produtos que tenham causado danos ao cliente ou ao profissional. A Anvisa também exige do estabelecimento outras documentações: o Programa de Prevenção de Riscos Ambientais (PPRA), que é um programa com a finalidade de reconhecer e reduzir e/ou eliminar os riscos existentes no ambiente de trabalho, servindo de base para a elaboração do Programa de Controle Médico de Saúde Ocupacional (PCMSO). Os fiscais da vigilância sanitária podem aplicar multas se o estabelecimento não tiver essas documentações.

No Brasil, a ausência desses documentos apresenta um risco de saúde para todas as pessoas do salão, *spa* ou clínica, que ficam expostas ao material perigoso, e é uma violação dos regulamentos federais. Reserve um tempo para ler todas essas informações e garantir que você e seus clientes fiquem protegidos.

Ministério da Saúde

No Brasil, o Ministério da Saúde (MS) registra diferentes tipos de **desinfetantes**. Os dois tipos usados nos salões e *spas* são os químicos e hospitalares, também conhecidos como **tuberculicidas**. Os desinfetantes hospitalares são seguros para limpar o sangue e fluidos corporais nos hospitais.

Foi comprovado que os tuberculicidas matam as **bactérias** que causam a **tuberculose**, que são as mais resistentes. Isso não significa que você deva usá-los; na verdade, esses produtos podem ser prejudiciais para os instrumentos e equipamentos do salão e *spa* e exigem métodos de descarte especiais. Verifique as normas sanitárias da Anvisa para ver se o produto que você escolheu cumpre as exigências. No Brasil, se você não seguir as instruções de diluição, tempo de contato e tipo de superfície na qual o produto pode ser usado, estará violando as normas sanitárias da Anvisa.

Agências regulamentares estaduais

No Brasil, agências regulamentares estaduais existem para proteger a saúde, segurança e o bem-estar do consumidor enquanto ele recebe serviços em um salão, *spa* ou clínica médica. Elas incluem as agências de licenciamento, Coordenação da Vigilância em Saúde (Covisa), conselhos estaduais de cosmetologia, comissões e secretarias de saúde. Elas protegem os consumidores porque exigem que todos que trabalham na empresa sigam procedimentos específicos. A imposição da lei por meio das inspeções e investigações das reclamações do cliente também é parte da responsabilidade das agências. A agência pode aplicar penalidades contra o proprietário do salão e do gestor administrativo responsável, que variam de advertências a multas financeiras, prisão e suspensão ou revogação das licenças. É fundamental que você saiba e siga as normas e leis de seu estado; sua licença e a segurança do cliente dependem do cumprimento das normas sanitárias.

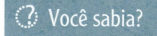

O termo "uso hospitalar" é um mito. O MS verifica a eficácia dos desinfetantes para o controle da infecção. Quando a eficiência do produto é aprovada, ele recebe um número de registro e um rótulo que lista se ele é aprovado ou não para uso no hospital.

Leis e regras: qual é a diferença?

As leis são escritas pela legislatura. Elas determinam o escopo da prática (o que cada licença permite ao titular) e estabelecem diretrizes para que as agências regulamentares façam as regras. As leis também são chamadas de estatutos. As normas (também chamadas de resoluções) são mais específicas que as leis. As normas são escritas pela agência regulamentar ou um por conselho e determinam como a lei será aplicada. As normas estabelecem padrões de conduta e podem ser alteradas e atualizadas.

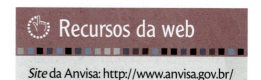

Site da Anvisa: http://www.anvisa.gov.br/

Princípios da infecção

■ ■ ■

Ser esteticista é compensador, mas também é uma enorme responsabilidade. Uma ação descuidada pode causar lesões ou infecção e você pode perder sua licença para praticar a função. Felizmente, é fácil prevenir a disseminação de uma infecção se você souber o que fazer e praticar o que aprendeu o tempo todo. A segurança começa e termina em *você*.

Controle da infecção

Existem quatro classificações de microrganismos potencialmente infecciosos: bactérias, fungos, vírus e parasitos. Lembre-se de que, ao praticar o controle da infecção, o objetivo não é tratar qualquer doença ou condição, mas tomar medidas para que os materiais e instrumentos e equipamentos sejam seguros para usar nos clientes. Essas medidas foram desenvolvidas para impedir infecções ou doenças.

Os desinfetantes usados nos salões devem ser **bactericidas**, **fungicidas** e **virucidas**, o que significa que, quando essas soluções são preparadas e usadas de acordo com as instruções do rótulo, matam bactérias, fungos e vírus potencialmente infecciosos. Instrumentos e equipamentos contaminados podem transmitir a infecção de um cliente para outro. Você tem a obrigação de prestar serviços seguros e impedir danos ao cliente, praticando a segurança. Se seu cliente sofreu danos ou infecções porque você não seguiu corretamente as diretrizes de higienização, você pode ser considerado legalmente responsável pela condição, lesão ou infecção dele.

Bactérias

Microrganismos são seres microscópicos. Também conhecidas como micróbios, as bactérias podem existir em quase todo lugar: no corpo, nas roupas, na água, na superfície dos objetos e até mesmo no ar. Elas não podem ser vistas a olho nu. É necessário usar um microscópico, em alguns casos o eletrônico, para que sejam vistas. O estudo desses organismos é conhecido como microbiologia. O microbiologista estuda os organismos patogênicos para impedir a disseminação de doenças. O estudo das bactérias é conhecido como bacteriologia.

Tipos de bactérias

Existem muitos tipos de bactérias, mas elas são agrupadas em dois tipos principais: patogênicas e não patogênicas. A maioria das bactérias é **não patogênica** (completamente inofensiva; não causa doenças). Elas podem executar muitas funções úteis. No corpo, ajudam a processar a comida, protegem contra a infecção e estimulam o sistema imunológico. As bactérias **patogênicas** são consideradas prejudiciais porque podem causar doenças ou infecções quando invadem o corpo. A prevenção da disseminação dos microrganismos patogênicos é vital nos salões e *spas*, e é por isso que devemos manter padrões de higiene. As tabelas 1–1 e 1–2 apresentam termos e definições relacionados aos patógenos.

Tabela 1–1 Definições relacionadas às causas de doenças

Termo	Definição
Bactérias	Microrganismos unicelulares. Alguns são prejudiciais, outros são inofensivos. Também conhecidos como micróbios ou germes.
Infeccioso	Transmitido pela infecção de uma pessoa para outra, ou de uma parte do corpo infectada para outra.
Micróbios/germes	Sinônimos não científicos para as bactérias que produzem doenças.
Microrganismo	Qualquer organismo de tamanho microscópico.
-ologia	Sufixo que significa "estudo de" (por exemplo, microbiologia).
Parasito	Um organismo que cresce, alimenta-se e se abriga em outro, sem contribuir para a sobrevivência dele.
Toxina	Uma das várias substâncias venenosas produzidas por alguns microrganismos.
Vírus	Uma partícula microscópica, sendo parasito intracelular obrigatório que infecta as células de organismos biológicos. Um vírus é capaz de se replicar apenas assumindo o mecanismo de reprodução da célula hospedeira.

Classificações das bactérias patogênicas

As bactérias têm formatos distintos, que ajudam sua identificação. As bactérias patogênicas são classificadas da seguinte maneira:

1. **Cocos** são bactérias esféricas que aparecem isoladas ou nos seguintes arranjos (grupos) (Figura 1–1).

    - **Estafilococos:** bactérias que formam pus e crescem em grupos como cachos de uvas. Elas causam abscessos, pústulas e bolhas (Figura 1–2).

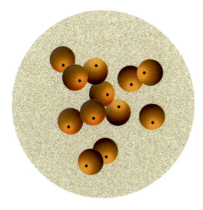

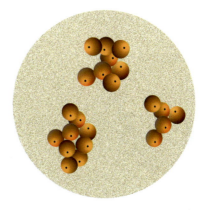

Figura 1–1 Cocos.

Figura 1–2 Estafilococos.

Tabela 1–2 Termos gerais relacionados às doenças

Termo	Definição
Alergia	Reação causada pela sensibilidade extrema a certos alimentos, agentes químicos e outras substâncias normalmente inofensivas.
Contaminação	Presença real ou coerentemente prevista de sangue ou outros materiais potencialmente infecciosos na superfície de um item ou detritos/resíduos visíveis como poeira, pelos, pele etc.
Diagnóstico	Determinação da natureza de uma doença a partir de seus sintomas.
Doença	Condição anormal de parte ou de todo o corpo, órgão ou mente que o torna incapaz de realizar sua função normal.
Doença contagiosa	Doença que é transmitida pelo contato.
Doença infecciosa	Doença causada por microrganismos patogênicos que são facilmente disseminados.
Doença ocupacional	Doença resultante de condições associadas ao trabalho, como exposição prolongada e repetida a certos produtos ou reagentes.
Doença parasitária	Doença causada por parasitos, como piolhos ou vermes.
Doença patogênica	Doença produzida por organismos causadores, incluindo bactérias, vírus e fungos.
Doença sistêmica	Doença que afeta o corpo como um todo, frequentemente resultante do funcionamento excessivo ou deficitário de glândulas/órgãos internos.
Incidente de exposição	Contato com a pele, sangue, fluido corporal não intacto ou outros materiais potencialmente infecciosos, que resulta do desempenho das obrigações do funcionário.
Inflamação	Condição em que uma parte do corpo reage para se proteger de uma lesão, irritação ou infecção, caracterizada por vermelhidão, calor, dor e edema.

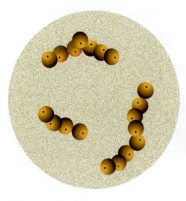

Figura 1–3 Estreptococos.

- **Estreptococos:** bactérias que formam pus e são dispostas em cadeia, semelhantes a um colar de contas. Elas causam infecções como as de garganta e intoxicação do sangue (Figura 1–3).
- **Diplococos:** bactérias esféricas que crescem em pares e causam doenças como a pneumonia (Figura 1–4).

2. **Bacilos:** bactérias cilíndricas, em formato de bastonetes. Elas são as mais comuns e produzem doenças como tétano, febre tifoide, tuberculose e difteria (Figura 1–5).

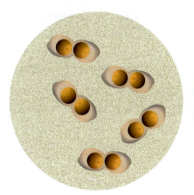 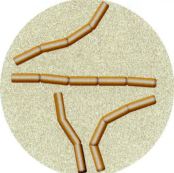 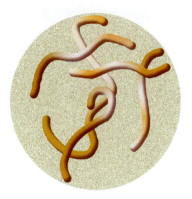

Figura 1–4 Diplococos. **Figura 1–5** Bacilos. **Figura 1–6** Espirilos.

3. **Espirilos:** bactérias espirais ou em formato de saca-rolhas. Elas são subdivididas em subgrupos como o *Treponema pallidum*, que causa a sífilis, uma doença sexualmente transmissível (DST), ou a *Borrelia burgdorferi*, que causa a doença de Lyme (Figura 1–6).

Movimento das bactérias

As bactérias se movem de maneiras diferentes. Os cocos raramente mostram **motilidade** (automovimento) ativa. Eles são transmitidos pelo ar, poeira ou em substâncias nas quais se acomodam. Os bacilos e espirilos são móveis e usam extensões finas e longas, conhecidas como **flagelos**, para a locomoção. O movimento de rotação dessas extensões move as bactérias no líquido.

Crescimento e reprodução das bactérias

Geralmente, as bactérias contêm citoplasma revestido por membrana plasmática e, externamente, parede celular. As células bacterianas absorvem o alimento do ambiente que as cerca. Elas geram produtos metabólicos, crescem e se reproduzem. O ciclo de vida das bactérias consiste em duas fases distintas: a fase ativa e a inativa ou com formação de esporos.

> **? Você sabia?**
>
>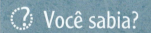
>
> Alguns estados e cidades proíbem o uso de procedimentos invasivos no salão, incluindo aqueles que exigem agulhas e lancetas. Consulte as normas sanitárias da Covisa.

Fase ativa. Durante essa fase, a bactérias crescem e se reproduzem. Elas se multiplicam mais em locais quentes, escuros, úmidos ou sujos, onde o alimento esteja disponível. Quando as condições são favoráveis, as bactérias crescem e se reproduzem. Quando amadurecem, dividem-se em duas novas células. Essa divisão é chamada divisão binária ou fissão binária. As células formadas são chamadas células-filhas. Quando as condições se tornam desfavoráveis e dificultam a sobrevivência, as bactérias morrem ou ficam inativas.

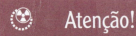

Atenção!

Descarte os produtos de maquiagem não usados a cada seis meses. A maquiagem é uma base para a reprodução das bactérias, por isso é melhor mantê-la sempre nova. Não a compartilhe com outros profissionais. Conjuntivite, terçol e herpes são apenas algumas das doenças que você pode contrair, ou disseminar, se compartilhar a maquiagem.

Fase inativa ou com formação de esporos. Certas bactérias, como o antraz e o bacilo do tétano, revestem-se com uma camada externa capaz de suportar longos períodos de condições extremas, como falta de alimento, água e temperaturas inadequadas. Nessa fase, os esporos podem ser espalhados e são resistentes à desinfetantes, calor ou frio. Quando as condições favoráveis são restauradas, os esporos tornam-se ativos novamente e começam a crescer e se reproduzir. Eles são perigosos se entrarem no corpo durante um procedimento cirúrgico e se tornarem ativos.

Infecções por bactérias

Uma **infecção** ocorre quando os tecidos do corpo são invadidos por microrganismos patogênicos (causadores de doenças). Esses microrganismos são chamados agentes infecciosos. Não pode haver uma infecção bacteriana sem a existência da bactéria patogênica. A presença de pus é um sinal de infecção bacteriana. **Pus** é um líquido originado pela inflamação do tecido, que contém leucócitos, detritos de células mortas, elementos de tecido e bactérias.

Você sabia?

Um único profissional pode colocar muitos clientes em risco se não praticar as normas sanitárias de limpeza e desinfecção. Um exemplo foi a disseminação da bactéria *Mycobacterium fortuitum furunculosis,* um microrganismo que normalmente existe na água de torneira em pequenos números, e é completamente inofensivo. Em 2000, mais de 100 clientes de um salão na Califórnia desenvolveram infecções graves na perna depois de terem feito pedicure. A infecção era resistente aos antibióticos convencionais; ela causava feridas ulcerosas e que duravam meses e, em alguns casos, com formação de granuloma. A fonte da infecção foi identificada: a cuba de ofurô para os pés com hidromassagem. A equipe do salão não realizava a desinfecção das cubas corretamente, o que resultou em um acúmulo de pelos e resíduos; por sua vez, isso possibilitou condições propícias para a reprodução das bactérias.

O surto provocou uma mudança na indústria. Por exemplo, o governo da Califórnia emitiu exigências específicas para equipamentos de pedicure, com o objetivo de prevenir futuros surtos. Apesar desses esforços, outros surtos afetaram centenas de mulheres desde 2000. Em 2006, foram documentadas nos Estados Unidos várias internações como resultado de pedicure. Tudo isso levou à elaboração de normas pelas agências estaduais (e proprietários de salão), além de instruções de limpeza mais rigorosas e advertências dos fabricantes de equipamentos para pedicure.

Os estafilococos estão entre as bactérias humanas mais comuns. Normalmente, eles estão presentes em um terço da população. Embora possam existir nas maçanetas, balcões e outras superfícies, são disseminados com mais frequência pelo contato da pele, como ao cumprimentar pessoas ou usar instrumentos que não estejam limpos.

Os estafilococos são responsáveis pela intoxicação alimentar e uma ampla variedade de doenças, incluindo a síndrome do choque tóxico. Algumas dessas bactérias são resistentes a certos antibióticos, como a ***Staphylococcus aureus* resistente à meticilina (MRSA)**. Historicamente, ela ocorria com mais frequência em pessoas com sistema imunológico debilitado ou que haviam passado por procedimentos médicos. Hoje, tornou-se mais comum em pessoas saudáveis e, ironicamente, a incidência elevada de MRSA pode ser decorrente do uso abusivo de antibióticos. Os sintomas geralmente aparecem com infecções na pele, como pústulas, que podem ser difíceis de curar e resultam em morte. Em razão dessas cepas altamente resistentes, é importante limpar e desinfetar todos os instrumentos e equipamentos usados no salão ou *spa*. Você deve isso a você mesmo e a seus clientes!

Uma **infecção local**, como pústula ou abscesso, é aquela confinada a uma parte do corpo e indicada por uma lesão que contém pus. A **infecção generalizada** acontece quando a circulação sanguínea dissemina bactérias ou vírus e suas toxinas para todas as partes do corpo. A AIDS é um exemplo. Quando uma doença é trasmitida de uma pessoa para outra pelo contato, ela é chamada de **contagiosa** ou **transmissível**. Algumas das doenças transmissíveis mais comuns, que impedem o esteticista de atender o cliente, são o resfriado comum, vermes, conjuntivite e infecções por vírus.

As principais fontes de disseminação dessas infecções são as mãos e instrumentos contaminados; feridas abertas, pus, secreções da boca e do nariz; ou compartilhamento de copos, telefones e toalhas. Tossir ou espirrar sem cobrir a boca e cuspir em público também dissemina germes. A necessidade de lavar as mãos constante e corretamente deve ser levada a sério.

Vírus

O **vírus** é um organismo microscópico, capaz de infectar quase todas as plantas e animais, incluindo as bactérias. Nos seres humanos, os vírus causam o resfriado comum, gripe, herpes, sarampo, varicela, caxumba, hepatite, poliomielite, AIDS, entre outras doenças virais.

Uma diferença entre os vírus e as bactérias é que os vírus infectam as células e se tornam parte delas, enquanto as bactérias podem viver sozinhas. As infecções virais não podem ser tratadas com antibióticos e os vírus são difíceis de serem eliminados sem prejudicar o corpo durante o processo.

HIV

O **Vírus da Imunodeficiência Humana (HIV)** causa a **Síndrome da Imunodeficiência Adquirida (AIDS)**. A AIDS é uma doença que compromete o sistema imune do corpo. O HIV passa de uma pessoa para outra através do sangue e outros fluidos

Você sabia?

PATÓGENOS TRANSMISSÍVEIS PELO SANGUE

A probabilidade de exposição ao sangue e outros fluidos corporais aumenta para os esteticistas que realizam extrações durante tratamentos faciais, que utilizam equipamentos de microdermoabrasão ou trabalham com pacientes pós-operatórios em uma clínica médica ou *spa*. Procedimentos foram estabelecidos para minimizar a transmissão do vírus HIV e dos vírus da hepatite B e C entre os profissionais da saúde. A seguir estão os principais tópicos dessas diretrizes:

1. *Use as Precauções Universais.* Isso significa tratar todos os fluidos corporais como se fossem infecciosos e presumir que todos os tecidos (até mesmo a pele morta) são perigosos. A lavagem frequente das mãos, o uso de luvas de borracha descartáveis e dispositivos de proteção adequados são essenciais durante os tratamentos e a limpeza.

2. *Aplique todas normas e diretrizes de boas práticas.* Isso significa que o empregador deve fornecer dispositivos de proteção como sabonetes antissépticos e materiais de limpeza, máscaras, aventais/uniformes, cubas para lavagem dos olhos, recipientes para instrumentos perfurocortantes , luvas e rótulos apropriados para os materiais perigosos.

3. *Limpeza das áreas de trabalho.* O empregador deve garantir um ambiente de trabalho que seja limpo e higiênico; as luvas devem ser usadas o tempo todo durante a possível exposição ao sangue e outros materiais potencialmente infectados. Lençóis, toalhas e roupões devem ser limpos e lavados corretamente depois de cada cliente. Não é permitido comer ou beber nas áreas de trabalho.

4. *Vacina contra a hepatite B e tétano.* Como esteticistas, temos contato com fluidos corporais durante a realização de nosso trabalho. É fundamental tomarmos a vacina contra a hepatite B e tétano.

5. *Acompanhamento depois da exposição.* O empregador deve fazer uma avaliação confidencial e documentada, chamada Relatório de Incidentes, detalhando:

   - As circunstâncias do evento de exposição (isto é, o sangue ou fluido corporal de um cliente ou esteticista sobre a pele aberta ou uma ferida aberta em outra pessoa).
   - A rota da exposição. (De onde veio? Para onde foi?)
   - Identificação da pessoa. (Quem foi a fonte da exposição?)
   - Lavagem imediata da área exposta com água e sabonete, ou dos olhos, no caso de exposição.
   - Exame do funcionário e do cliente por um profissional médico qualificado.

Além disso, a Anvisa exige as seguintes medidas:

   - O funcionário exposto deve ser testado para hepatite A, hepatite C e HIV (desde que o consentimento seja dado).
   - O sangue da pessoa que foi a fonte deve ser testado para hepatite A, hepatite C e HIV (desde que o consentimento seja dado).
   - O funcionário deve receber profilaxia com medicação, anticorpos ou vacina contra a hepatite B.

> - O funcionário deve ser aconselhado das precauções para evitar transmissão.
> - O formulário da Anvisa deve ser preenchido.
> - O registro médico da exposição do funcionário deve ser mantido por 20 anos e o sigilo deve ser garantido.

corporais, como sêmen e secreção vaginal. Uma pessoa pode estar infectada com o HIV por muitos anos sem ter sintomas; mas existem testes que podem determinar se uma pessoa está infectada dentro de seis meses após a exposição ao vírus.

Às vezes, as pessoas HIV-positivas nunca foram testadas e nem sabem que estão infectando outras pessoas. O HIV é transmitido pelo contato sexual sem proteção, o compartilhamento de agulhas por usuários de drogas intravenosas e acidentes com agulhas em ambientes clínicos. Ele pode entrar na corrente sanguínea através de cortes e feridas e pode ser transmitido no salão por um instrumento perfurocortante contaminado. Ele não é transmitido ao dar as mãos, abraçar, beijar, compartilhar alimentos, usar itens como o telefone ou se sentar no vaso sanitário.

Hepatite

A hepatite é causada por um patógeno transportado pelo sangue que causa uma doença marcada pela inflamação do fígado. Essa doença é causada por um vírus cuja transmissão é semelhante à do HIV. Ela é mais fácil de se contrair que o HIV, porque está presente em todos os fluidos corporais. Diferente do HIV, o vírus da hepatite pode sobreviver em uma superfície fora do corpo por longos períodos. No salão ou *spa*, é essencial que todas as superfícies em contato com o cliente sejam meticulosamente limpas, principalmente se alguém espirrar ou tossir nelas. Limpe as mãos depois de tossir ou espirrar.

Três tipos de hepatite são preocupantes para os esteticistas e outros profissionais da saúde: A, B e C. O vírus da hepatite B é o mais difícil de exterminar em uma superfície, portanto, verifique o rótulo do desinfetante para verificar se este é eficaz contra o vírus. Os profissionais que trabalham com o público podem ser vacinados contra a hepatite B. É essencial que aqueles que trabalham em um ambiente médico recebam a vacina. No Brasil, se você se recusar a tomar a vacina, deve assinar um formulário que isenta a clínica de qualquer responsabilidade se você contrair a hepatite. Todos os esteticistas devem ser vacinados contra a hepatite B e permanecer atualizados em outras medidas de controle de infecções que se tornarem disponíveis. Conforme a lista da Anvisa sobre os patógenos transmissíveis pelo sangue, é necessário usar dispositivos de proteção pessoal como luvas e óculos durante os tratamentos, pois você ficará em contato com o sangue ou outros fluidos corporais.

Patógenos transmissíveis pelo sangue

As bactérias ou vírus causadores de doenças que são disseminados por todo o corpo pelo sangue ou por fluidos corporais, como o vírus da hepatite ou o HIV, são chamados

patógenos transmissíveis pelo sangue. Se você fizer extrações em um cliente HIV-positivo ou infectado com hepatite e continuar usando esse equipamento sem desinfectá-lo, correrá o risco de perfurar sua pele ou perfurar outro cliente com o instrumento contaminado. Riscos semelhantes estão presentes durante a depilação com cera ou pinça.

Como os patógenos entram no corpo

Os patógenos entram no corpo pelos seguintes meios:

- Lesão na pele como corte, pústula ou arranhão.
- Boca (água ou alimentos contaminados).
- Nariz (ar).
- Olhos.
- Ouvidos.
- Sexo sem proteção.

O corpo combate a infecção das seguintes formas:

- Pele intacta, que é a primeira linha de defesa do corpo.
- Secreções corporais como suor e sucos digestivos.
- Leucócitos, que destroem as bactérias.
- Antitoxinas, que combatem as toxinas produzidas pelas bactérias e pelos vírus.

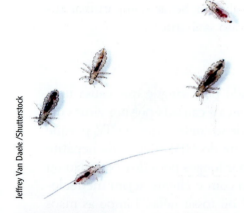

Figura 1–7 Piolho.

Parasitos

Existem dois tipos de **parasitos**: os que vivem dentro do hospedeiro (endoparasitos) e os que vivem fora do hospedeiro (ectoparasitos). Os parasitos que afetam os seres humanos internamente podem ter sido contraídos pela ingestão de peixe ou carne mal cozidos. Os ectoparasitos como carrapatos, pulgas ou ácaros escavam a pele. Todos os parasitos precisam de um hospedeiro para sobreviver

Os **protozoários** são parasitos unicelulares que têm a capacidade de se mover. Esse tipo de infecção parasitária é disseminado pelo consumo de alimentos ou água contaminados, picadas de insetos e causa infecções como a malária e gastroenterite.

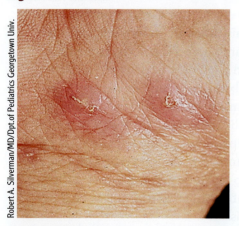

Figura 1–8 Sarna.

Parasitos como piolhos também podem causar doenças contagiosas e problemas como a **pediculose** (Figura 1–7). **Sarna** ou **escabiose** é uma doença contagiosa causada pelo ácaro da sarna, que escava a pele (Figura 1–8).

Outros tipos de parasitos são vermes como ascaris ("lombrigas"), ancilóstomos e nematelmintos. Eles são normalmente encontrados em regiões em que a falta de higiene promove seu crescimento. Eles podem entrar no corpo pela ingestão oral ou escavar a pele. Quando você viajar para áreas tropicais, use calçados fechados para evitar o risco de uma infecção por parasitos; também é necessário que todos os alimentos ingeridos estejam totalmente cozidos.

As doenças e problemas contagiosos causados por parasitos nunca devem ser tratados na instituição de ensino de estética ou salão. O cliente deve ser encaminhado a um médico. As superfícies contaminadas devem ser limpas com um pesticida ou inseticida, de acordo com as instruções do fabricante.

Fungos

Os tipos mais conhecidos de **fungos** são a levedura, o cogumelo e os fungos filamentosos. Dependendo do tipo, eles crescem unicelularmente ou em colônias. Os fungos, também chamados parasitos vegetais, alimentam-se de matéria orgânica morta ou organismos vivos. A maioria dos fungos não é patogênica e faz parte da microbiota normal do corpo. As infecções causadas por fungos normalmente afetam a pele porque eles se alimentam da *queratina*, uma proteína que constitui a pele. A causa mais comum dessas infecções são os **dermatófitos**, fungos que causam infecções na pele, nas unhas e nos cabelos.

Os tipos mais comuns de infecções por fungos são a *tinha do pé* (também conhecido como "pé de atleta", ou "frieira"), *tinha do corpo* e a *onicomicose* e uma infecção das unhas.

Outros tipos são provocados pela levedura – como a *pitiríase versicolor*, também chamada "micose de praia" ou "pano branco", que é caracterizada por manchas brancas ou coloridas na pele e frequentemente encontradas nos braços e nas pernas. O intertrigo é encontrado nas dobras da pele, como na axila e virilha; a candidíase é encontrada na boca e nas áreas da genitália; ambos são causados pela *Candida albicans*, uma levedura que se desenvolve em regiões quentes e úmidas do corpo.

Imunidade

Imunidade é a capacidade do corpo de resistir às doenças e impedir infecções. A imunidade contra a doença pode ser natural ou adquirida, e é um sinal de boa saúde.

Imunidade natural é uma defesa natural contra as doenças. Uma pessoa saudável produz leucócitos, entre outras defesas, para combater invasores que causam doenças. A pele íntegra protege o corpo contra os patógenos, que pode invadi-la através de portas de entrada como cortes e arranhões. Portanto, podemos dizer que a pele íntegra protege o corpo contra os invasores.

Imunidade adquirida é aquela desenvolvida depois que o corpo supera uma doença ou por imunização (como uma vacina). A vacina estimula o sistema imune para que os invasores sejam combatidos antes que possam causar doenças. O sistema imune é como um exército, que combate os patógenos e trabalha o tempo todo para manter a saúde. Por isso, é muito importante ter um sistema imune fortalecido; o trabalho dele é fundamental.

Princípios da prevenção
■ ■ ■

Os princípios da prevenção são usados para desenvolver um plano prático de controle de infecções e **descontaminação** em um ambiente. Existem três níveis de descontaminação: higienização, desinfecção e esterilização. Em função do baixo risco de infecção nos salões, em comparação com os ambientes hospitalares, os dois primeiros são os mais importantes para o salão. Os três níveis de descontaminação e controle da infecção estão resumidos aqui, e discutidos posteriormente em mais detalhes nos próximos itens.

1. Higienização é o primeiro nível de descontaminação e controle de infecção. Os exemplos de equipamentos de higienização são os antissépticos, sabonetes, detergentes e higienizadores ultravioletas (UV).
2. A desinfecção, que é o segundo nível de descontaminação e controle de infecção, mata a maioria dos microrganismos (bactérias, exceto os esporos, e alguns vírus) em superfícies duras e não porosas. Os desinfetantes são agentes químicos e produtos de uso hospitalar que devem ser usados com cuidado.
3. A esterilização, o mais alto nível de descontaminação e controle de infecção, mata todos os microganismos, incluindo bactérias e esporos, vírus e fungos. O principal método de esterilização é a autoclavação (por meio do equipamento conhecido como autoclave).

Higienização

O baixo nível de descontaminação é a **higienização**. Higienizar significa "reduzir significativamente o número de patógenos ou organismos produtores de doenças encontrados em uma superfície". Lave com um sabonete ou detergente para higienizar os instrumentos do salão e outras superfícies. Utilizar antissépticos nas mãos e nos pés ou lavar as mãos são outros exemplos de higienização. Lembre-se, no entanto, que embora suas mãos pareçam limpas depois de lavadas, elas ainda ficam com os patógenos encontrados na água de torneira e na toalha.

Os higienizadores UV, às vezes chamados esterilizadores, são armários de metal que usam raios ultravioletas para higienizar e armazenar os instrumentos desinfectados. Os raios UV são invisíveis, têm comprimento de onda curto e possuem a menor taxa de penetração. Esses raios, também conhecidos como frios ou não ionizantes, produzem efeitos químicos e matam alguns germes. Os higienizadores UV *não* esterilizam nem desinfectam, mas podem ser usados para armazenar instrumentos limpos.

Os **antissépticos** podem matar, retardar ou impedir o crescimento das bactérias, mas não são classificados como desinfetantes. São menos potentes que os desinfetantes, mas seguros para aplicação na pele. Eles são considerados higienizadores e não são adequados para usar em instrumentos e superfícies. Todas as áreas do salão ou *spa* exigem uma higienização regular (consulte as diretrizes da Tabela 1–3). Além disso, preste atenção no seguinte:

CONTROLE DA INFECÇÃO: PRINCÍPIOS E PRÁTICA ▪ **CAPÍTULO 1**   **17**

Tabela 1–3 Procedimentos para a prevenção de infecção

	Nível de descontaminação	Procedimento
Lancetas e outros e instrumentos faciais usados para perfurar ou expor a pele, ou qualquer aparelho que entre em contato com pus ou sangue.	Esterilização	Autoclave. Descarte todos os instrumentos perfurocortantes e outros descartáveis em um recipiente à prova de perfuração.
Instrumentos e equipamentos não porosos como pinças, tesouras, espátulas de plástico e assim por diante, que não tiveram contato com fluidos corporais ou sangue.	Desinfecção	Imersão completa em um desinfetante hospitalar, bactericida, pseudomonacida, fungicida e virucida registrado pelo MS, pelo período especificado pelo fabricante.
Instrumentos e equipamentos não porosos que tiveram contato acidental com fluidos corporais ou sangue.	Desinfecção	Imersão completa em um desinfetante registrado pelo MS com eficácia demonstrada contra HIV 1/HBV ou tuberculose pelo período especificado pelo fabricante.
Equipamentos e acessórios de eletroterapia.	Desinfecção	Borrifar ou limpar com um desinfetante hospitalar registrado pelo MS, feito especificamente para equipamentos elétricos.
Balcões, pias, pisos, vasos sanitários, maçanetas, espelhos, lupas, bandeja, macas para tratamento facial.	Higienização	Use um produto de limpeza registrado pelo MS e próprio para superfícies. O rótulo especifica o que é apropriado para superfícies como pisos, balcões, vasos sanitários, toalhas, pias etc.
Toalhas, lençóis, faixas para cabelos.	Higienização	Lavagem com água quente e detergente, alvejante (hipoclorito de sódio) ou lisoforme (solução de ácido peracético) adicionados à água do enxágue.
Suas mãos antes de cada serviço.	Higienização	Lavagem com um sabonete líquido antibacteriano e água morna.

- *Lixeiras.* Todas as lixeiras devem ser feitas de material não poroso, que possa ser limpo e higienizado (Figura 1–9). A lixeira mais apropriada para a cabine de tratamento é feita de metal, com tampa e abertura acionada pelo pedal. Ela deve ser revestida com um saco plástico descartável.
- *Cabines de tratamento.* As cabines normalmente têm uma iluminação suave e ficam úmidas por causa do vapor ou do chuveiro (Figura 1–10). Se os acessórios da pia e os ralos não forem vedados adequadamente durante a instalação, ou se estiverem danificados, a água contaminada pode vazar, causando a reprodução de mofo e bolores. Faça uma inspeção periódica desses locais. Observe se há ferrugem, mofo e outros sinais de deterioração.

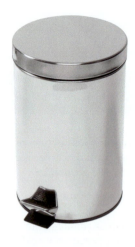

Figura 1–9 Cada cabine de tratamento deve ter duas lixeiras: uma com saco plástico e não porosa, com tampa acionada pelo pedal; e outra com um saco plástico identificado como lixo infectante, para lixo biológico, destinada para descarte das luvas e outros materiais descartáveis sujos com sangue ou fluidos corporais – e também deve ter tampa acionada pelo pedal.

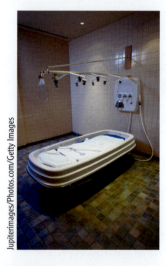

Figura 1–10 Monitore a presença de mofo e bolores nas cabines de tratamento.

- *Sistemas de ar.* Os sistemas mal projetados podem servir como meio de transporte para alérgenos e patógenos para todo o salão ou *spa*. A instalação de um suprimento de ar e de um retorno de ar frio nas cabines de tratamento fechadas resulta em um ambiente mais saudável e confortável. Outras áreas fechadas, como chuveiros e saunas, devem incluir sistemas de ventilação para remover o vapor. As grades do teto devem ser limpas todo mês ou com mais frequência, se ocorrer acúmulo de poeira. As áreas em que substâncias cáusticas são usadas, como as de manicure ou cabeleireiros, devem ter um sistema de ventilação próprio, porque os agentes químicos dos produtos para cabelos e manicure podem causar reações alérgicas em pessoas sensíveis. Bebês e crianças nunca podem ficar nessas áreas.

É indicado a leitura do manual "Beleza com Segurança", guia técnico para profissionais de beleza, editado pela Covisa.

Desinfecção

Desinfecção é um processo para matar a maioria dos microrganismos em superfícies duras e não porosas. É o nível de descontaminação que fica apenas abaixo da esterilização. A desinfecção fornece o nível de proteção exigido no salão para matar a maioria dos microrganismos, com uma exceção: não mata os esporos das bactérias.

Por mais que um objeto ou superfície pareça limpo a olho nu, existem probabilidades de que ele esteja **contaminado** – isto é, tenha microrganismos. Sujeira, óleos e micróbios são **contaminantes**, ou seja, podem causar doença. Muitos podem ser contaminantes, como a maquiagem em um pincel ou um creme de limpeza em um algodão. Até mesmo os instrumentos que parecem limpos geralmente estão cobertos de contaminantes. É necessário presumir que todos os materiais estão contaminados.

Obviamente, um salão, centro de cuidados com a pele, *spa* ou clínica médica nunca estará completamente livre de toda a contaminação. No entanto, sua responsabilidade, como profissional de estética, é estar em alerta constante em relação aos contaminantes que causam doenças.

Os desinfetantes são agentes químicos usados para destruir a maioria das bactérias, fungos e vírus e desinfetar os instrumentos e superfícies. Os desinfetantes não devem ser usados na pele, nos cabelos e unhas de seres humanos. Nunca use desinfetantes para limpar as mãos. Qualquer substância potente o suficiente para destruir os patógenos com rapidez e eficiência também pode danificar a pele. Sempre procure o número de registro do MS no rótulo do produto ao escolher um desinfetante. O rótulo também informa exatamente quais organismos o desinfetante elimina.

Esterilização

Esterilização é o mais alto nível de descontaminação. Ela mata todos os microrganismos, incluindo bactérias, vírus, fungos e esporos de bactérias. Os extratores de comedões e outros instrumentos que ficam em contato com sangue ou fluidos corporais exigem esterilização. O método de esterilização indicado é a autoclavação.

Autoclave é um aparelho de esterilização pelo vapor sob pressão (Figura 1-11). Ele é usado em hospitais e consultórios médicos, e também em alguns *spas* e salões. Objetos como extratores de comedões, pinças e agulhas de eletrólitos podem ser colocados no autoclave. Alguns itens, como eletrodos de vidro, não podem ser autoclavados, porque irão quebrar. Se houver uma autoclave em seu salão, leia as instruções do fabricante para saber exatamente quais objetos podem ser colocados.

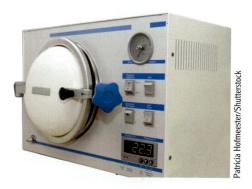

Figura 1-11 Exemplo de autoclave.

Escolha de um desinfetante

Os desinfetantes são substâncias químicas. Para usar o desinfetante corretamente, você deve ler e seguir as instruções do fabricante. Variáveis como precauções na mistura e tempo de exposição exigem uma atenção específica. O rótulo do produto explica como o desinfetante foi testado. Para cumprir os requisitos, ele deve ter a **eficácia** correta para ser usado contra bactérias, fungos e vírus. Para que um desinfetante seja considerado de amplo espectro e adequado para uso em hospitais ou clínicas de saúde, ele deve ser **pseudomonicida** (eficaz contra as bactérias *Pseudomonas*, conhecida como "ouvi-

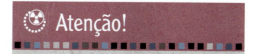

Atenção!

No passado, a formalina (uma solução de formaldeído em água) era recomendada como desinfetante. No entanto, a ela não é segura para uso no salão. O formaldeído, um gás irritante, é suspeito de causar câncer. Ele é tóxico quando inalado e extremamente irritante para os olhos, nariz, garganta e pulmões. Também pode causar alergia na pele, irritação, desidratação e erupções. Depois do uso em longo prazo, seus vapores podem causar sintomas semelhantes aos da bronquite crônica ou asma. Esses sintomas geralmente pioram com o tempo, se persistir a exposição.

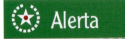

Alerta

Cada Covisa tem seu próprio conjunto de normas e regulamentos de higienização. Consulte os regulamentos da sua agência local.

do de nadador", e "*rash* de banheira", que causam coceira, edema e vermelhidão e podem ser transmitidos nos *spas*), bactericida, fungicida e virucida. Além disso, o rótulo deve afirmar que ele é eficaz contra organismos específicos. Se o desinfetante foi testado em organismos adicionais, como o HIV-1, essa informação será colocada no rótulo.

Para cumprir com o extermínio dos patógenos transmissíveis pelo sangue relacionados pela Anvisa, os instrumentos, materiais do salão que tiveram contato acidental com sangue ou fluidos corporais devem ser limpos e completamente imersos em um desinfetante tuberculicida registrado pelo MS ou que destrua os vírus HIV-1 e da hepatite B.

Tipos de desinfetantes

Vários desinfetantes são usados no salão e no *spa*. Os **compostos quaternários de amônia** são desinfetantes considerados atóxicos, inodoros e de ação rápida. A maioria dessas soluções desinfeta os instrumentos em 10 a 15 minutos. Eles são muito eficientes para limpar mesas e balcões.

Assim como esses compostos, o **fenol** (ácido carbólico) tem sido usado de maneira confiável para desinfetar materiais. O fenol é uma substância cáustica, mas pode ser seguro e extremamente eficiente se usado de acordo com as instruções. Uma desvantagem é que a maioria dos plásticos e borrachas ficam moles ou desbotados com o uso do fenol. O fenol em solução de 5% é usado principalmente para os instrumentos de metal.

No salão, álcool isopropil e etílico são, às vezes, usados para desinfetar os materiais de apoio. Para ser eficiente, a concentração do álcool etílico deve ser acima de 70%, e do isopropil, acima de 99%.

O alvejante (hipoclorito de sódio) é um desinfetante eficaz, mas tem algumas das desvantagens do álcool. Nenhum deles é profissionalmente desenvolvido e testado para a desinfecção dos materiais do salão. No entanto, o alvejante é um aditivo eficiente para a lavagem de roupas.

Um produto de limpeza registrado pelo MS deve ser usado no piso e um desinfetante apropriado, feito especificamente para a higienização de materiais. Ele deve ser usado em todos os instrumentos. Atualmente, no Brasil, é sugerido como desinfetante a solução de ácido peracético.

Segurança do desinfetante

Os desinfetantes podem causar danos graves nos olhos e na pele. Eles podem ser tóxicos se ingeridos e podem ser prejudiciais para os olhos e a pele, principalmente na forma concentrada. Uma boa regra é: tome cuidado! Além disso, observe as diretrizes a seguir.

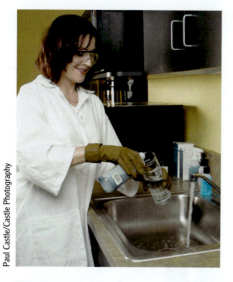 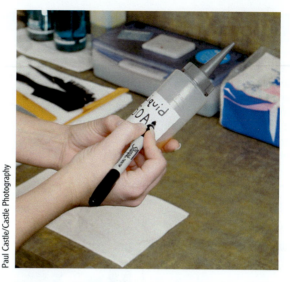

Figura 1-12 Use luvas e óculos de segurança ao lidar com os desinfetantes.

Figura 1-13 Todos os recipientes devem ser rotulados.

- Sempre siga as recomendações do fabricante para misturar e usar e verifique a eficácia para garantir que esteja usando o desinfetante adequado.
- Sempre use luvas e óculos de segurança ao misturar substâncias químicas com água (Figura 1-12).
- Sempre adicione o desinfetante à água, e não vice-versa.
- Use pinças e luvas para remover os instrumentos do desinfetante.
- Nunca jogue componentes de amônia, fenol, álcool ou outro desinfetante nas mãos.
- Pese ou meça todos os produtos com cuidado, para garantir o máximo de eficiência.
- Nunca coloque um desinfetante ou outro produto em um recipiente sem rótulo (Figura 1-13).

Os frascos e recipientes usados para desinfectar os instrumentos são incorretamente chamados de higienizadores químicos. Obviamente, a finalidade não é higienizar, mas desinfectar.

A solução desinfetante de imersão deve ser trocada diariamente e permanecer isenta de resíduos; sempre siga as instruções do fabricante.

O recipiente deve ser grande o suficiente e com tampa para imergir completamente os instrumentos e materiais.

PROCEDIMENTO 1-1

USO ADEQUADO DE DESINFETANTES

INSTRUMENTOS E MATERIAIS
A maioria dos instrumentos e materiais pode ser desinfectada. Isso inclui tesouras, pinças, espátulas de plástico e outros materiais que não sejam porosos.

SUPRIMENTOS
- Luvas.
- Desinfetante.
- Recipiente do desinfetante.
- Água.
- Sabonete.
- Toalhas de papel.
- Óculos de segurança.
- Instrumentos.

Qualquer item usado em um cliente deve ser desinfetado ou descartado após o uso. Os itens que não podem ser desinfetados, como esponjas ou algodões, devem ser descartados. Eletrodos, pinças e outros instrumentos não porosos devem ser esterilizados ou desinfetados.

Todos os instrumentos devem ser completamente limpos antes de imergir, para evitar contaminar a solução desinfetante. Cremes, óleos e maquiagem diminuem a efetividade da solução. Sempre desinfete seus instrumentos ou outros materiais de acordo com as normas sanitárias para desinfetantes químicos da Anvisa. Isso significa a imersão completa pelo tempo recomendado. A seguir estão os procedimentos para materiais específicos do salão.

Preparação

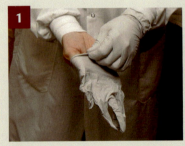

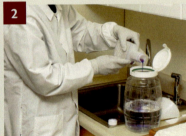

1 Coloque luvas, óculos de proteção ou de segurança (Figura P1-1-1).

2 Misture o desinfetante de acordo com as instruções do fabricante, sempre adicionando-o à água, no recipiente do desinfetante, de uma forma que ele não respingue (Figura P1-1-2).

Procedimento

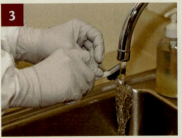

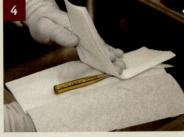

3 Faça uma pré-limpeza para remover pelos, produtos e detritos e outras matérias soltas, esfregando com escova de cerda macia os instrumentos e materiais com água e sabão (Figura P1-1-3).

4 Enxágue os itens completamente e seque com papel-toalha ou toalha descartável (Figura P1-1-4).

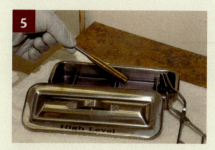
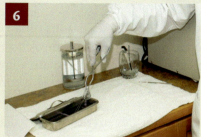

5 Usando luvas ou pinças, mergulhe completamente os instrumentos e materiais e mantenha conforme as instruções do fabricante (Figura P1–1–5).

6 Remova os instrumentos com pinça ou luvas, para não contaminar o desinfetante. Enxágue completamente e seque com papel-toalha (Figura P1–1–6).

Limpeza

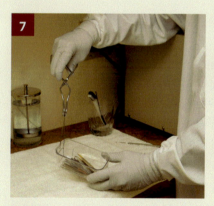
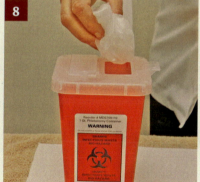

7 Coloque os instrumentos desinfetados em um recipiente limpo, fechado, seco e desinfetado (como um recipiente de plástico com tampa) (Figura P1–1–7).

8 Arrume a cabine de atendimento, incluindo o descarte das luvas e outras medidas de higiene (Figura P1–1–8).

Lençóis e toalhas

Todas os lençóis e toalhas devem ser usados uma vez e depois lavados com alvejante (hipocolorito de sódio). As roupas sujas devem ser manipuladas com luvas e colocadas em um recipiente fechado e forrado até a lavagem. Adicione o hipoclorito ao sabão em pó. Mantenha as toalhas limpas em um armário fechado até que sejam usadas.

As cestas de lavanderia devem ser limpas diariamente com o desinfetante. A lavagem deve ser feita regularmente, em vez de deixar acumular. Se as roupas sujas forem deixadas no cesto, o fumo e o mofo podem crescer não apenas nelas, mas também no cesto, se ele for feito de lona.

Equipamento elétrico

As pontas de contato do equipamento (partes que fazem contato com a pele do cliente) que não podem ser mergulhadas, como acessórios de eletroterapia, devem ser limpas e pulverizadas com um desinfetante hospitalar registrado pela Anvisa, criado especialmente para equipamentos elétricos. Esses equipamentos devem ser mantidos em boas condições.

Cabine de atendimento

Antes e depois de realizar serviços em cada cliente, um desinfetante hospitalar registrado pela Anvisa deve ser usado na cabine de atendimento, cadeira de tratamento facial, recipientes de aço inoxidável e outros suprimentos. Deixe o desinfetante na superfície por todo o período prescrito pelo fabricante. Lembre-se de desinfetar *todas* as superfícies, incluindo maçanetas, alças e assim por diante.

Contaminação cruzada

Qualquer item desinfetado que tenha sido tocado ou exposto ao ar está contaminado. A contaminação cruzada ocorre quando o esteticista toca um objeto, como a pele sem higienizar as mãos, e depois toca um objeto ou produto com a mesma mão ou utensílio. Você deve usar ferramentas adequadamente desinfetadas e nunca deve tocar em itens limpos com as mãos que foram expostas à pele do cliente (Figura 1–14).

As espátulas são implementos flexíveis e sem corte, usados para remover um produto de seu frasco sem contaminá-lo tocando com as mãos. Um produto pode ser usado seguramente depois de removido do recipiente, contanto que seja usado somente em um cliente. Depois que o produto foi removido de um frasco ou recipiente, ele nunca deve ser recolocado; as espátulas também nunca devem ser recolocadas no recipiente, para evitar contaminar o produto.

> **Atenção!**
>
> Misturar substâncias químicas em concentração mais alta que o recomendado pelo fabricante pode comprometer sua eficácia e criar vapores nocivos ou prejudicar os instrumentos.

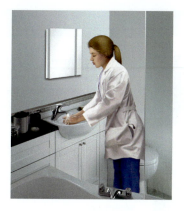 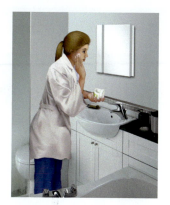 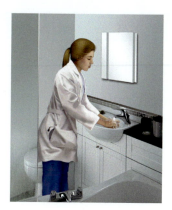

Figura 1-14 Prevenção da contaminação cruzada.

As espátulas devem ser desinfetadas corretamente ou descartadas depois de cada uso. Alguns esteticistas usam os abaixadores de língua (usados pelos dentistas) como espátula. Eles são descartáveis e usados somente uma vez. As espátulas de plástico podem ser desinfetadas e reutilizadas.

Qualquer objeto não descartável que toque a pele de um cliente deve ser desinfetado corretamente antes de reutilizar. Itens não descartáveis incluem espátulas de plástico, pincéis para máscaras, toalhas e lençóis, acessórios de esquipamentos, eletrodos, faixas de cabelo e roupões de clientes. Qualquer objeto exposto ao sangue ou fluido deve ser completamente descartado ou esterilizado.

Todos os suprimentos descartáveis devem ser jogados no lixo depois do uso. Eles incluem as luvas do esteticista, esponjas, algodão, cotonetes, abaixadores de língua, toalhas de papel, tecidos e utensílios de maquiagem como bastões de rímel e pincéis labiais (Figura 1-15).

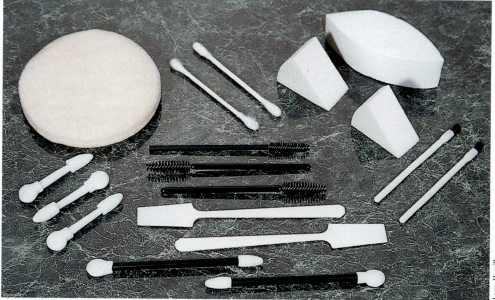

Figura 1-15 Use aplicadores de maquiagem descartáveis.

PROCEDIMENTO 1–2

SUPRIMENTOS
- Algodão.
- Cotonetes.
- Esponjas.
- Gaze.
- Pincéis.
- Espátulas.
- Pinças.
- Extratores de comedões.
- Eletrodos.
- Tiras de cera.
- Luvas.

PROCEDIMENTO ASSÉPTICO

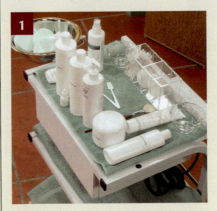

Um **procedimento asséptico** é o processo de manuseio correto do equipamento e suprimentos esterilizados e desinfetados, de forma que não sejam contaminados por microrganismos antes que sejam usados em um cliente. A seguir está um bom exemplo de um procedimento asséptico.

1 Organize-se para o serviço. Antes de começar qualquer tratamento, lave as mãos usando métodos de higienização adequados. Distribua em uma toalha limpa todos os materiais de consumo que você usará durante o tratamento (Figura P1–2–1), como algodão, cotonetes, esponjas e assim por diante. Para impedir os microrganismos transportados pelo ar, cubra--os com outra toalha limpa até que esteja pronto para começar o tratamento. Com a organização desses materiais, será menos provável que você precisará abrir um recipiente para pegar mais produto. Isso não apenas evita a contaminação cruzada, mas também aumenta a eficiência. Depois de começar o tratamento, nunca abra uma embalagem ou recipiente nem toque no produto sem uma espátula ou pinça. Se você tocar em um objeto com as luvas usadas para tocar no cliente, este objeto ficará contaminado. Qualquer objeto tocado durante o tratamento deve ser descartado, desinfetado ou autoclavado.

Procedimentos

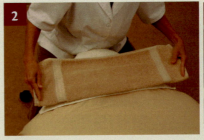

2 Use toalhas, lençóis, faixas de cabelo ou toucas de plástico e aventais limpos para cada cliente. (Figura P2–2–2)

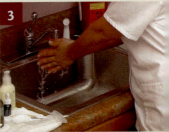

3 Lave e higienize as mãos depois de tocar nos cabelos de um cliente. (Figura P2–2–3)

CONTROLE DA INFECÇÃO: PRINCÍPIOS E PRÁTICA ▪ **CAPÍTULO 1**   **27**

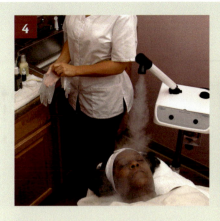

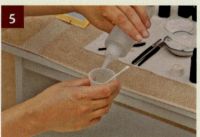

4 Coloque luvas no começo de cada tratamento e use-as ao longo do procedimento (Figura P1-2-4). Isso é especialmente importante durante e depois de extração, depilação ou eletrólise.

5 Remova os cremes e produtos dos recipientes usando bombas, frascos com tampas distribuidoras ou espátulas desinfetadas. É melhor remover os produtos antes do tratamento e colocá-los em copinhos descartáveis. (Figura P1–2–5). Assim, você não precisará tocar nos frascos com as luvas sujas. As espátulas devem ser desinfetadas ou descartadas depois de cada uso.

Limpeza

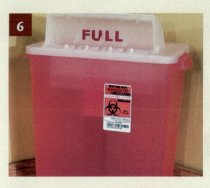

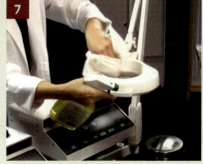

6 Depois de concluir o tratamento, coloque os lençóis e toalhas em um cesto de lavanderia coberto. Jogue os itens descartáveis em uma lixeira fechada. Coloque os instrumentos perfurocortantes em uma caixa apropriada (*descarpack*) (Figura P1–2–6). Desinfete ou esterilize todos os itens que serão reutilizados. Descarte qualquer produto não usado que tenha sido removido de seu recipiente.

7 Limpe com um desinfetante todas as superfícies tocadas durante o tratamento, antes do próximo cliente (Figura P1–2–7).

| PROCEDIMENTO 1–3 | LAVAGEM DAS MÃOS |

SUPRIMENTOS
- Toalhas de papel.
- Sabonete líquido.
- Escova para lavar as mãos.
- Água morna.

Procedimento

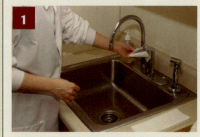
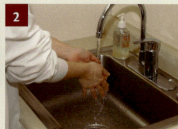

1 Abra a torneira com uma toalha de papel limpa e seca, se ela não for automática (Figura P1–3–1).

2 Molhe as mãos com água morna (Figura P1–3–2).

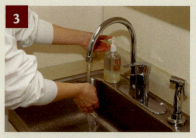
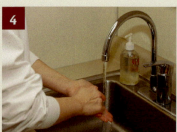

3 Aplique o sabonete e massageie as mãos completamente, incluindo as unhas e os dedos (Figura P1–3–3).

4 Faça espuma com o sabonete e esfregue as mãos durante 20 a 30 segundos (Figura P1–3–4).

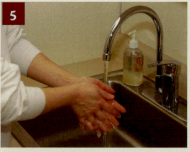
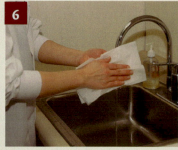

5 Enxágue as mãos com água morna (Figura P1–3–5).

6 Seque com a toalha de papel (Figura P1–3–6).

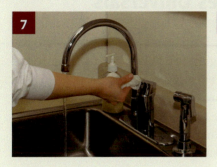

7 Feche a torneira com outra toalha de papel limpa (Figura P1–3–7).

Limpeza

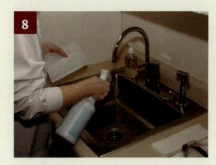

8 Desinfecte a pia depois de cada serviço (Figura P1–3–8).

Você sabia?

Em janeiro de 2008, a Occupational Safety and Health Administration (OSHA) dos Estados Unidos exigiu que todos os profissionais da saúde usassem **luvas de nitrila** por causa do aumento das reações alérgicas a outros materiais, como o látex. Luvas de nitrila são feitas de borrachas sintéticas conhecidas como acrilonitrila e butadieno; são resistentes a rasgos, punções, substâncias químicas e solventes.

Atenção!

Para retirar as luvas, vire as do avesso e puxe para fora. Pense que o sujo deve encostar no sujo e o limpo no limpo. Depois de remover as luvas, descarte na lixeira apropriadamente identificada (lixo infectante). Isso previne a transferência de microrganismos e a contaminação acidental.

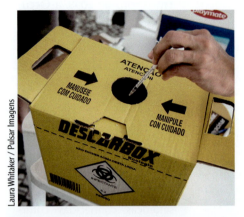

Figura 1–16 Descarte lancetas e outros instrumentos perfurocortantes em uma caixa própria.

Atenção!

Uma vez que o sangue pode ter muitos patógenos, nunca toque a ferida aberta de um cliente sem usar luvas.

Atenção!

Evite usar o sabonete em barra no salão. Ele possibilita o crescimento das bactérias. É indicado usar sabonete líquido em recipientes do tipo *pump*.

Precauções Universais

As **Precauções Universais** são Precauções Básicas em Biossegurança (PBB), um conjunto de medidas de prevenções publicadas pela Anvisa que exigem que o empregador e o funcionário presumam que todo o sangue humano e fluidos corporais são infecciosos para patógenos transportados pelo sangue. Uma vez que é impossível identificar os clientes com doenças infecciosas, as mesmas práticas de controle de infecção devem ser usadas para todos eles. Na maioria dos casos, os clientes infectados com o vírus da hepatite B ou outros patógenos transportados pelo sangue são **assintomáticos**, o que significa que eles não mostram sinais ou sintomas de infecção. Os patógenos transportados pelo sangue são mais difíceis de matar que os germes que vivem fora do corpo.

A Anvisa definiu precauções básicas em biossegurança que protegem os funcionários quando eles são potencialmente expostos a patógenos transportados pelo sangue. As precauções incluem lavagem das mãos, uso de luvas e manuseio e descarte correto de instrumentos perfurocortantes e de itens que foram contaminados pelo sangue ou outros fluidos corporais. É importante seguir os procedimentos específicos se o sangue ou os fluidos corporais estiverem presentes.

Contato com sangue ou fluido corporal

Acidentes acontecem. Se a pele de um cliente for cortada durante um serviço no salão, o sangue ou fluido corporal pode estar presente – isso é chamado de **incidente de exposição**. Se isso ocorrer, siga as etapas a seguir para a segurança do cliente e a sua:

1. Se um corte ocorrer, pare o serviço.
2. Use luvas para se proteger do contato com o sangue do cliente.
3. Limpe a área ferida com um antisséptico – todo salão deve ter um *kit* de primeiros socorros.
4. Cubra o corte com um curativo adesivo.

5. Limpe sua cabine de trabalho, se necessário.
6. Descarte todos os objetos descartáveis contaminados, como lenços ou bolas de algodão, em dois sacos (coloque o lixo em um saco plástico e depois em um saco de lixo). Use um adesivo de risco biológico ou um recipiente para lixo infectado. Descarte os instrumentos perfurocortantes descartáveis na caixa própria (Descarpack) (Figura 1–16).
7. Desinfete os instrumentos e equipamentos. Lembre-se, antes de remover as luvas, que todos os instrumentos e equipamentos que tiveram contato com sangue ou outros fluidos corporais devem ser totalmente limpos e mergulhados em uma solução desinfetante hospitalar com registro no MS. Uma vez que o sangue pode transportar patógenos, nunca toque uma ferida aberta.
8. Remova as luvas. Lave as mãos com sabonete e água morna antes de retornar ao serviço.

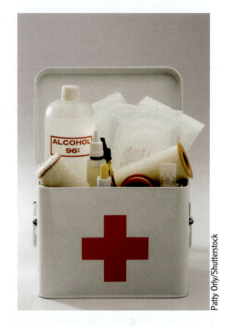

Figura 1–17 É necessário ter um *kit* completo de primeiros socorros.

Primeiros socorros

As emergências surgem em qualquer setor profissional e, por isso, o conhecimento de primeiros socorros básicos é valioso. Todo esteticista deve saber aplicar a Ressuscitação Cardiopulmonar (RCP) e ter um treinamento em primeiros socorros. Informe-se em sua cidade para saber onde obter esse treinamento. É necessário chamar os paramédicos ou a ambulância assim que possível após a ocorrência de um acidente. Não recomende tratamentos para emergências; telefone para um médico ou para o 190.

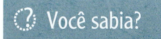

Você sabia?

No mínimo, o *kit* de primeiros socorros deve incluir os seguintes itens: bandagens pequenas, gaze, antisséptico e um *kit* para descarte de material infectante que contenha sacos descartáveis, luvas e adesivos para lixo infectante.

No caso de emergência

Todo salão, *spa* e clínica médica deve ter informações de contato de emergência atualizadas e afixadas perto do telefone. Essa lista de contatos deve incluir as seguintes informações: bombeiros, polícia (local e estadual), ambulância, pronto-socorro mais próximo e centro de controle de intoxicação.

Cada funcionário deve saber onde estão as saídas e como fazer uma evacuação eficiente do edifício em caso de incêndio ou outra emergência. As manobras de incêndio ou evacuação devem ser realizadas anualmente, para manter todos informados sobre como sair com segurança do edifício. Os extintores devem ser colocados em um local de fácil acesso e os funcionários devem receber um treinamento regular sobre como usá-los e devem saber exatamente onde estão localizados. Um *kit* completo de primeiros socorros (Figura 1-17) também deve estar sempre disponível.

Conhecimento básico sobre primeiros socorros

O esteticista não é médico. No entanto, todo profissional que trabalha com o público deve ter conhecimento operacional de primeiros socorros, porque isso é importante no ambiente de trabalho. As pessoas com conhecimentos sobre primeiros socorros também são ótimos cidadãos. Não faz mal nenhum saber como aplicar a pressão em um ferimento que está sangrando, fazer um curativo em uma queimadura ou saber o que fazer se a pessoa engasgar; isso também será útil se você precisar enfrentar uma situação que exija esse conhecimento.

Queimaduras

Há quatro níveis de queimaduras (Figura 1-18 a-d). Elas são identificadas conforme se segue:

1. *Primeiro grau*. Uma queimadura secundária que afeta as camadas superiores da pele, principalmente a epiderme, com um pouco de vermelhidão e irritação, mas sem bolhas ou pele aberta.

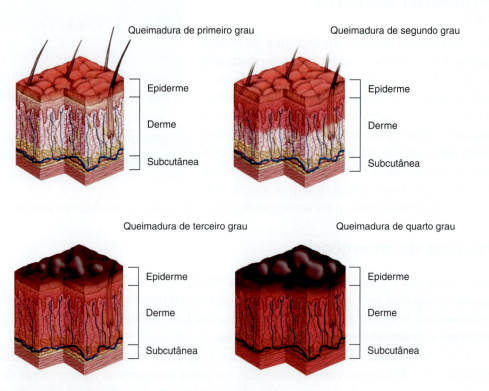

Figura 4-18a-d Os quatro graus de queimaduras.

2. *Segundo grau*. Esse nível de queimadura afeta as duas camadas superiores da pele, a epiderme e a derme. É mais dolorosa que a queimadura de primeiro grau e envolve vermelhidão e bolhas.
3. *Terceiro grau*. Essa queimadura afeta todas as camadas da pele e forma bolhas, edema e cicatriz. A dor associada a uma queimadura de terceiro grau depende da extensão do dano nervoso ocorrido.
4. *Quarto grau*. Queimaduras que afetaram músculos, ligamentos, tendões, nervos, vasos sanguíneos e ossos. Essas queimaduras sempre exigem atenção médica.

Lavagem dos olhos

As cubas ou pias lavatórias para a lavagem dos olhos são importantes para o esteticista que trabalha em qualquer tipo de ambiente. Como sempre, a prevenção é a melhor resposta para resolver o problema de quando o produto entra nos olhos do cliente. O cliente deve usar uma proteção para os olhos durante o tratamento. No entanto, acidentes acontecem; nesses casos você deve ser proativo. Leve o cliente até a pia ou a cuba de lavagem dos olhos mais próxima. Instrua-o a levar os olhos com água por cerca de 15 minutos e peça que procure atendimento médico imediatamente.

O salão profissional e a imagem do SPA

A limpeza deve ser parte de sua rotina normal e também das pessoas que trabalham com você. Dessa forma, você e seus colegas podem projetar uma imagem profissional sólida. A seguir estão diretrizes simples que manterão a melhor imagem do salão/*spa*:

- Mantenha o chão limpo. Passe um pano umidecido com desinfetante no chão e aspire os tapetes todos os dias.
- Mantenha o lixo no lixo; lixeiras com tampa e pedal são obrigatórias, conforme as normas sanitárias da Anvisa e para reduzir odores, contaminação e proporcionar uma aparência mais profissional.
- Controle poeira, cabelos e outros resíduos.
- Limpe os ventiladores, sistemas de ventilação e umidificadores pelo menos uma vez por semana.
- Mantenha todas as áreas de trabalho bem iluminadas.
- Mantenha os banheiros limpos, incluindo as maçanetas.
- Reponha, no banheiro, o papel higiênico, toalhas de papel, sabonete líquido e escovas para lavar as mãos limpas e de cerdas macias.
- Não deixe que o salão/*spa* seja usado como cozinha ou moradia.
- Nunca coloque comida nas geladeiras usadas para armazenar produtos.
- Comer, beber e fumar é proibido nas áreas em que os serviços são realizados ou onde possa haver clientes.
- Esvazie as lixeiras regularmente durante todo o dia.
- Todos os recipientes devem ser adequadamente marcados e armazenados.

FUNDAMENTOS DE ESTÉTICA 2 · CIÊNCIAS GERAIS

- Nunca coloque equipamentos ou instrumentos na boca ou no bolso.
- Limpe e desinfete corretamente todas as ferramentas depois de cada uso.
- Armazene os instrumentos limpos e desinfectados em um recipiente limpo ou use outro método de higiene. Gavetas limpas podem ser usadas para o armazenamento se apenas itens limpos forem guardados nelas.
- Evite tocar o rosto, a boca ou os olhos durante o serviço.
- Limpe todas as superfícies de trabalho depois de cada cliente. Isso inclui cadeiras e mesas usadas para manicure e tratamentos faciais, cabines de atendimento e recipientes.
- Sempre use roupas de cama limpas e toalhas e aventais descartáveis. Separe as roupas de cama sujas das limpas.
- Use exaustores no salão. Substituir o ar do salão por ar fresco pelo menos quatro vezes por hora é recomendado para garantir a qualidade do ar.

Sua responsabilidade profissional
■ ■ ■

Você tem muitas responsabilidades como profissional de salão. Nada é mais importante que a responsabilidade de proteger a saúde e segurança do cliente e a sua. Nunca "use atalhos" na higienização e desinfecção. Conheça e cumpra todas normas sanitárias estabelecidas pelo governo. Lembre-se de que essa é uma profissão em que usamos muito as mãos. Se você deseja ser um profissional eficiente deve aprender as regras e sempre segui-las à risca. É assim que você, seus colegas e clientes poderão manter um sentimento mútuo de respeito e confiança.

Questões de revisão

1. O que são bactérias?
2. Cite e descreva as duas principais classificações das bactérias.
3. Cite e descreva as três formas de bactérias patogênicas.
4. Em que os vírus são diferentes das bactérias?
5. Como a AIDS afeta o corpo? Como é transmitida? Como não é transmitida?
6. O que é uma doença contagiosa ou transmissível?
7. Qual é a diferença entre infecção local e generalizada?
8. Defina imunidade e cite os dois tipos.
9. O que é descontaminação? Explique os três níveis de descontaminação.
10. Liste e descreva três tipos de desinfetantes .
11. Explique como desinfetar: materiais não porosos, lençóis, toalhas, equipamentos elétricos que não podem ser submergidos e superfícies de trabalho.
12. Liste pelo menos seis precauções indicadas ao usar desinfetantes.

CONTROLE DA INFECÇÃO: PRINCÍPIOS E PRÁTICA ▪ **CAPÍTULO 1**

13. Descreva o procedimento para cuidar de um incidente de exposição.

14. O que são Precauções Universais?

📖 Glossário do capítulo

antissépticos: agentes que podem matar, retardar ou prevenir o crescimento de bactérias.

assintomático: que não apresenta sintomas ou sinais de infecção.

autoclave: aparelho para esterilização com calor úmido (vapor sob pressão).

bacilos: bactérias em formato de cilindros curtos; são as bactérias mais comuns; produzem doenças como tétano, febre tifoide, tuberculose e difteria.

bactérias: microrganismos unicelulares, também conhecidas como micróbios.

bactericida: capaz de destruir bactérias.

cocos: bactérias esféricas que aparecem isoladas ou em grupos.

compostos quaternários de amônia: desinfetantes que são considerados atóxicos, inodoros e de ação rápida.

contagioso: transmissível pelo contato.

contaminação cruzada: contaminação que ocorre quando se toca um objeto, com a pele, e depois um outro objeto ou produto com a mesma mão ou utensílio.

contaminado: quando um objeto ou produto tem microrganismos.

contaminantes: substâncias que podem causar contaminação.

dermatófitos: um tipo de fungo que causa infecções na pele, nas unhas e nos cabelos.

descontaminação: remoção de patógenos e outras substâncias de equipamentos e superfícies.

desinfecção: segundo nível mais alto de descontaminação, quase tão eficaz quanto a esterilização, mas que não mata os esporos bacterianos; usada em superfícies rígidas e não porosas.

desinfetantes: agentes químicos usados para destruir a maioria das bactérias, fungos e vírus e desinfectar os implementos e superfícies.

diplococos: bactérias esféricas que crescem em pares e causam doenças como a pneumonia.

eficácia: eficiência.

espirilos: bactérias em formato espiral que causam sífilis, doença de Lyme, entre outras.

estafilococos: bactéria formadora de pus, com forma esférica que cresce em cachos semelhantes aos de uva; causa abscessos, pústulas e bolhas.

esterilização: nível mais alto de descontaminação; mata completamente todos os organismos em uma superfície não porosa.

estreptococos: bactérias formadoras de pus, com forma esférica e arranjadas em cadeias que se assemelham a um colar de contas; causam infecções como de garganta e intoxicação do sangue.

fenol: ácido carbólico; um reagente cáustico; usado para *peelings* e para a higienização de instrumentos de metal.

flagelos: filamentos proteicos longos da bactéria, utilizados para locomoção bacteriana.

fungicida: capaz de destruir fungos.

fungos: parasitos vegetais, incluindo mofo e leveduras.

hepatite: doença marcada pela inflamação do fígado; pode ser causada por vírus transmissíveis pelo sangue.

higienização: terceiro nível de descontaminação; reduz significativamente o número de patógenos ou organismos produtores de doenças encontrados em uma superfície.

Vírus da Imunodeficiência Humana (HIV): Vírus da Imunodeficiência Humana; vírus que causa a AIDS.

imunidade adquirida: imunidade desenvolvida depois que o corpo supera uma doença ou por inoculação.

imunidade: capacidade do corpo de resistir à infecção e destruir os patógenos que infectaram o corpo.

imunidade natural: uma resistência inerente às doenças, defesa natural do organismo.

incidente de exposição: contato específico do sangue de um cliente ou outros materiais potencialmente infecciosos com os olhos, boca ou outras mucosas do esteticista, como resultado dos serviços e trabalhos prestados.

infecção: a invasão dos tecidos corporais por bactérias patogênicas que causam doenças.

infecção generalizada: infecção que resulta quando a circulação sanguínea dissemina patógenos e suas toxinas (venenos) para todas as partes do corpo.

infecção local: infecção que é limitada a uma parte específica do corpo e é indicada por uma lesão que contém pus.

luvas de nitrila: luvas de borrachas sintéticas conhecidas como acrilonitrila e butadieno; são resistentes a rasgos, punções, substâncias químicas e solventes.

microrganismo: qualquer organismo de tamanho microscópico .

motilidade: a motilidade da célula se refere aos organismos unicelulares e sua capacidade de se mover em seu ambiente.

não patogênico: que não são prejudiciais ou não produzem doença.

parasito: organismo que vive e se nutre de outro organismo

patogênico: prejudicial; que causa doença.

patógenos transmissíveis pelo sangue: bactérias ou vírus causadores de doenças, que são disseminados ao longo do corpo pelo sangue ou fluidos corporais.

pediculose: doença causada pela infecção com piolhos.

Precauções Universais: conjunto de medidas e controles publicadas pela Anvisa, que exige que o empregador e o funcionário presumam que todos os fluidos corporais humanos especificados e o sangue humano são infecciosos para HIV, vírus da hepatite B e outros patógenos transmissíveis pelo sangue.

procedimento asséptico: processo de manuseio correto de equipamentos e suprimentos esterilizados e desinfetados, de forma que não sejam contaminados por microrganismos até que sejam usados em um cliente.

protozoários: parasitos unicelulares, que têm capacidade para se mover; eles podem se dividir e crescer apenas quando estão dentro de um hospedeiro.

pseudomonicida: capaz de destruir as bactérias *Pseudomonas*.

pus: líquido que é produto da inflamação e contém glóbulos brancos e detritos de células mortas, elementos de tecidos e bactérias.

sarna (escabiose): doença contagiosa, causada por um ácaro que provoca escavações sob a pele.

Síndrome da Imunodeficiência adquirida (AIDS): doença causada pelo vírus HIV, que invade o sistema imune do corpo.

***Staphylococcus aureus* resistente à meticilina (MRSA):** estafilococos altamente resistente, selecionados pelo uso excessivo de antibióticos.

transmissível: quando uma doença se dissemina de uma pessoa para outra por meio do contato.

tuberculicida: capaz de destruir as bactérias que causam a tuberculose.

tuberculose: doença bacteriana que normalmente afeta os pulmões.

vírus: microrgansimos que pode invadir plantas e animais, incluindo as bactérias.

virucida: capaz de destruir vírus.

capítulo 2

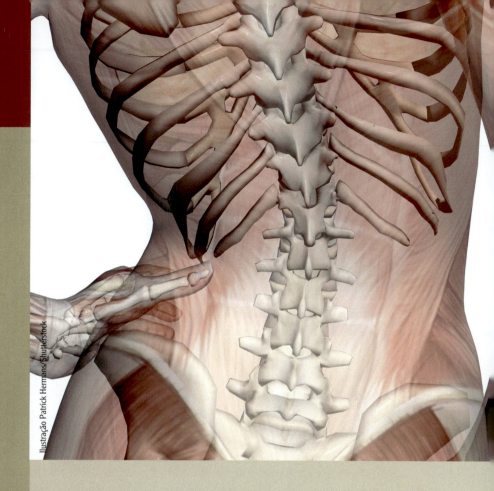

Ilustração Patrick Hermans/Shutterstock

Anatomia e fisiologia geral

**Revisão técnica: Carlos Jorge R. Oliveira
Vivian Alessandra Silva**

TÓPICOS DO CAPÍTULO 2

- Por que estudar anatomia?
- Células
- Tecidos
- Órgãos e sistemas do corpo
- O sistema esquelético
- O sistema muscular
- O sistema nervoso
- O sistema circulatório
- O sistema linfático/imune
- O sistema endócrino
- O sistema digestório
- O sistema excretor
- O sistema respiratório
- O sistema tegumentar
- O sistema genital

> "Seja na aplicação de um produto ou tratamento ou em uma análise da pele, como esteticista licenciado, recebemos a permissão de tocar as pessoas. Isso acontece em poucas outras ocupações e é uma honra poder ajudar os outros em seu bem-estar."

Objetivos de aprendizagem

Ao concluir este capítulo, você será capaz de:

- Explicar por que o estudo da anatomia, fisiologia e histologia é importante para o esteticista.
- Descrever as células e sua estrutura e o processo de divisão celular.
- Definir tecido e identificar os tipos de tecido encontrados no corpo.
- Nomear os onze principais sistemas corporais e explicar suas funções básicas.

Termos-chave

absorção   68
ácido desoxirribonucleico (DNA)   43
anabolismo   44
anatomia   42
aponeurose   52
artéria angular   64

artéria auricular anterior   65
artéria auricular posterior   65
artéria carótida externa   64
artéria carótida interna   64
artéria facial   64
artéria infraorbital   65
artéria labial inferior   64

artéria labial superior   64

artéria occipital   65

artéria parietal   65

artéria radial   66

artéria submentual   64

artéria supraorbital   65

artéria temporal média   65

artéria temporal superficial   64

artéria transversa da face   65

artéria ulnar   66

artérias   63

artérias carótidas comuns   64

articulação   48

átrios   62

axônio   58

bíceps braquial   54

carpo   50

catabolismo   44

células   42

cerebelo   57

circulação pulmonar   62

circulação sistêmica   63

citoplasma   43

clavícula   49

conchas nasais inferiores   49

coração   62

crânio   48

décimo primeiro nervo craniano (acessório)   60

defecação   68

deltoide   55

dendritos   58

diafragma   69

diencéfalo   57

digestão   68

divisão autônoma do sistema nervoso (SNA)   57

divisão parassimpática   57

divisão simpática   57

encéfalo   57

enzimas digestivas   68

epicrânico   52

escápula   49

esterno   49

esternocleidomastoideo   53

falanges   51

fisiologia   42

glândulas   66

glândulas endócrinas ou sem canal   67

glândulas exócrinas ou de canal   67

glóbulos brancos   64

glóbulos vermelhos   64

hemoglobina   64

histologia   42

hormônios   67

ingestão   68

inserção   51

intersticiais   66

linfonodos   66

mandíbula   49

medula espinal   58

melasma 70

membrana celular 43

metabolismo 43

metacarpo 51

mitose 43

músculo abaixador do ângulo
da boca 54

músculo abaixador do lábio
inferior 54

músculo auricular anterior 52

músculo auricular posterior 52

músculo auricular superior 52

músculo bucinador 54

músculo cardíaco 51

músculo corrugador do supercílio 53

músculo frontal 52

músculo latíssimo do dorso 54

músculo levantador do ângulo da
boca 54

músculo levantador do lábio
superior 54

músculo masseter 53

músculo mentual 54

músculo occipital 52

músculo orbicular da boca 54

músculo orbicular do olho 53

músculo risório 54

músculo serrátil anterior 54

músculo supinador 55

músculo temporal 53

músculos estriados 51

músculos extensores 55

músculos flexores 55

músculos não estriados 51

músculos peitorais maior e
menor 54

músculos pronadores 55

músculos zigomáticos maior e
menor 54

nervo auricular maior 61

nervo auricular posterior 60

nervo auriculotemporal 59

nervo cutâneo cervical posterior 61

nervo digital 61

nervo infraorbital 59

nervo infratroclear 59

nervo mediano 61

nervo mentual 59

nervo nasal 59

nervo occipital maior 61

nervo occipital menor 61

nervo radial 61

nervo supraorbital 59

nervo supratroclear 59

nervo ulnar 62

nervo zigomático 59

nervos 58

nervos motores ou eferentes 59

nervos sensoriais ou aferentes 59

neurônio 58

núcleo 43

nucleoplasma 43

órgãos 45

origem 51

osso esfenoide 49

osso etmoide 49

osso frontal 49

osso hioide 49

osso occipital 49

ossos lacrimais 49

ossos maxilares 49

ossos nasais 49

ossos palatinos 49

ossos parietais 49

ossos temporais 49

ossos zigomáticos 49

parte central do sistema nervoso
(cerebrospinal) 57

parte periférica do sistema
nervoso (SNP) 57

pericárdio 62

peristalse 68

plaquetas 64

plasma 64

platisma 53

prócero 54

protoplasma 43

pulmões 69

quinto nervo craniano 59

rádio 50

ramo cervical 59

ramo frontal da artéria
temporal 64

ramo mandibular 59

ramo marginal da mandíbula 60

ramo maxilar 59

ramo oftámico 59

ramos bucais 59

ramos temporais 60

ramos zigomáticos 60

reflexo 59

sangue 63

sétimo nervo craniano (facial) 59

sistema circulatório 62

sistema digestório 68

sistema endócrino 66

sistema esquelético 46

sistema excretor 68

sistema genital 69

sistema linfático ou imune 66

sistema muscular 51

sistema nervoso 56

sistema respiratório 69

sistema tegumentar 69

sistema vascular 62

tecido 44

tecido conjuntivo 45

tecido epitelial 45

tecido muscular 45

tecido nervoso 45

telencéfalo 57

trapézio 54

tríceps braquial 55

tronco encefálico 57	*veia jugular externa* 65
ulna 50	*veia jugular interna* 65
úmero 50	*veias* 63
valvas 62	*ventre* 57
vasos capilares 63	*ventrículos* 62
vasos capilares linfáticos 66	*vértebras cervicais* 49
vasos linfáticos 66	*vômer* 49

Por que estudar anatomia?
■■■

Como profissional da estética, uma visão geral da anatomia e fisiologia humana o ajudará a:

- Entender que o corpo humano funciona como um todo integrado.
- Reconhecer as variações anatômicas.
- Determinar uma base científica para a aplicação adequada de serviços e produtos como tratamentos faciais e corporais.

A **anatomia** é o estudo das estruturas que constituem o corpo humano e que podem ser vistas a olho nu. Trata-se de uma ciência que estuda a estrutura e constituição dos organismos e de suas partes.

Fisiologia é o estudo das funções e atividades realizadas pelas estruturas do corpo.

Histologia é estudo das estruturas microscópicas encontradas no tecido vivo, que também pode ser chamada de anatomia microscópica.

Os esteticistas se concentram principalmente nos músculos, ossos, nervos e na vascularização da cabeça, do pescoço e dos membros superiores. Conhecer anatomia e fisiologia irá ajudá-lo a desenvolver suas habilidades e realizar seu trabalho com segurança.

Células
■■■

Qualquer discussão sobre anatomia e fisiologia deve começar com as **células**, a unidade básica do seres vivos, desde a bactéria até os vegetais, animais e seres vivos. Sem as células, a vida não existe. Como unidade funcional básica, a célula é responsável por realizar todos os processos da vida. Existem trilhões de células no corpo humano, as quais variam amplamente em tamanho, forma e função.

Construção básica da célula

As células de todos os seres vivos são constituídas de uma substância chamada **protoplasma**. Trata-se de uma substância incolor e semelhante a um gel; contém elementos como proteínas, gorduras, carboidratos, sais minerais e água. Você pode visualizar o protoplasma de uma célula como algo semelhante à clara de ovo.

Além do protoplasma, a maioria das células inclui o seguinte (Figura 2–1).

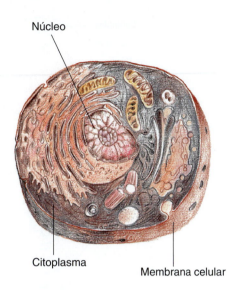

Figura 2–1 Anatomia da célula.

- O **núcleo** é o compartimento essencial e ativo encontrado no centro da célula. Ele cumpre uma parte importante em sua reprodução e em seu metabolismo. Para visualizar o núcleo, imagine a gema do ovo. Dentro do núcleo da célula está o **nucleoplasma**, que é um líquido que contêm proteínas, e um ácido muito importante conhecido como **ácido desoxirribonucleico (DNA)**. O DNA determina nossa constituição genética, incluindo a cor dos olhos, pele e cabelos.
- O **citoplasma** é toda a parte liquida de uma célula, exceto aquela encontrado no núcleo. Esse líquido aquoso contém o material alimentar necessário para seu crescimento, reprodução e reparo.
- A **membrana celular** cerca o protoplasma e permite que substâncias solúveis entrem e saiam da célula.

Reprodução e divisão celular

As células têm a capacidade de se dividir, fornecendo novas células para o crescimento e a substituição de outras que estejam danificadas. A maioria das células se reproduz dividindo-se em duas células idênticas, chamadas filhas (Figura 2–2). Esse processo é conhecido como **mitose**. Se as condições forem favoráveis, as células crescem e se dividem. Condições favoráveis incluem um suprimento adequado de alimentos, oxigênio e água; temperaturas adequadas; e a capacidade de eliminar detritos. Caso se tornem desfavoráveis, a célula sofre danos ou pode ser destruída. Condições desfavoráveis incluem toxinas (venenos), danos ambientais e doença.

Metabolismo celular

Metabolismo é um processo químico que ocorre nos organismos vivos. Por meio dele, as células alimentam e executam suas atividades. O metabolismo se divide em duas fases, anabolismo e catabolismo, que ocorrem de maneira simultânea e contínua dentro das células.

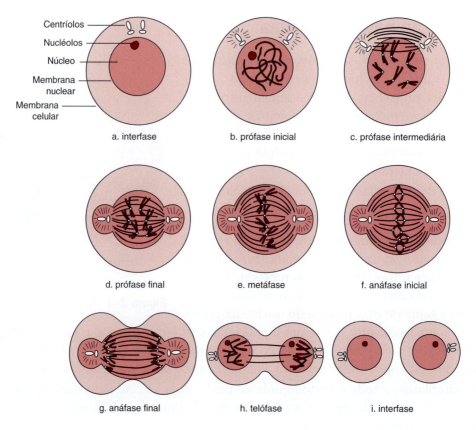

Figura 2–2 Fases da mitose.

> **Você sabia?**
>
> Você já se perguntou por que alguém tem olhos verdes e não castanhos, ou cabelos ruivos e não loiros? O motivo é que as informações genéticas guardadas no DNA estão localizadas no núcleo da célula. O DNA determina todas as funções e características da célula e as informações são transferidas na concepção. Ao trabalhar com todos os tipos de pessoas, o esteticista deve saber que o código genético é o que determina a aparência.

1. **Anabolismo** é o metabolismo construtivo; o processo de construção de moléculas maiores a partir das menores. Durante esse processo, o corpo armazena água, alimento e oxigênio para quando essas substâncias forem necessárias para o crescimento e o reparo das células.

2. **Catabolismo** é a fase do metabolismo em que componentes complexos das células são *divididos* em outros menores. Esse processo libera energia, que é armazenada por moléculas especiais para ser usada nas contrações musculares, secreções do corpo ou produção de calor.

Tecidos

Um **tecido** é um conjunto de células semelhantes que executam uma função específica. Cada tecido possui uma função e pode ser reconhecido por sua aparência característica. Os tecidos do corpo são constituídos de grandes quantidades de água, bem como outras substâncias. Existem quatro tipos de tecido no corpo.

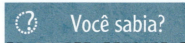

> **Você sabia?**
>
> Em média, o corpo de um adulto tem de 50% a 65% de água, o que equivale a 51 litros. O corpo masculino contém mais água que o feminino; o deles contém 60% a 65% de água, em comparação a 50% a 60% do delas. Nos bebês, essa porcentagem atinge surpreendentes 70%. O conteúdo de água varia nos diferentes tecidos do corpo; por exemplo, o sangue é constituído de 83% de água, e o músculo é 75% água.

1. O **tecido conjuntivo** dá sustentação, protege e une os outros tecidos. Os exemplos são osso, cartilagem, ligamentos, tendões, fáscia (que separam os músculos) e gordura ou tecido adiposo. O colágeno e a elastina são fibras de proteína também localizados no tecido conjuntivo.
2. O **tecido epitelial** é uma cobertura protetora para a superfície do corpo. Os exemplos são pele, membranas mucosas e revestimento do coração; órgãos digestórios e respiratórios; e glândulas.
3. O **tecido muscular** contrai e movimenta várias partes do corpo.
4. O **tecido nervoso** transporta mensagens de/para o encéfalo, controla e coordena todas as funções corporais. Ele é constituído de células especiais chamadas neurônios, que formam os nervos, o encéfalo e a medula espinal.

Órgãos e sistemas do corpo

Órgãos são grupos de tecidos desenvolvidos para realizar uma função específica. A Tabela 2–1 lista alguns dos órgãos mais importantes do corpo.

Tabela 2–1 Alguns dos principais órgãos do corpo e sua função

Órgão	Função
Encéfalo	Controla e coordena o funcionamento dos demais órgãos do corpo.
Olhos	Recebe a informação visual.
Coração	Circula o sangue.
Rins	Eliminam a água e os detritos.
Pulmões	Fazem a troca gasosa.
Fígado	Remove os produtos tóxicos da digestão.
Pele	Forma a cobertura protetora externa do corpo.
Estômago e intestinos	Digerem e absorvem o alimento.

Os sistemas corporais são grupos de órgãos que trabalham juntos para realizar uma ou mais funções. O corpo humano é constituído de 11 sistemas principais (Tabela 2–2).

Tabela 2–2 Sistemas corporais e suas funções

Sistema	Função
Circulatório	Controla a circulação estável do sangue pelo corpo, por meio do coração e dos vasos sanguíneos. Permite que gases e outras substâncias sejam transportadas entre os tecidos.
Digestório	Consiste na boca, faringe, esôfago, estômago, intestinos, glândulas salivares e gástricas, fígado e pâncreas. Transforma o alimento em nutrientes e resíduos.
Endócrino	Consiste em glândulas especializadas. Afeta o crescimento, desenvolvimento, atividades sexuais e saúde do corpo.
Excretor	Purifica o corpo pela eliminação dos resíduos. Consiste nos rins, fígado, pele, intestinos e pulmões.
Tegumentar	Serve como uma cobertura protetora e ajuda a regular a temperatura do corpo. Consiste na pele, órgãos acessórios, como glândulas sebáceas e sudoríparas, receptores sensoriais, cabelos e unhas.
Muscular	Cobre e dá forma e suporte ao tecido esquelético. Contrai e movimenta várias partes do corpo.
Nervoso	É composto do encéfalo, medula espinal e nervos. Controla e coordena todos os outros sistemas e os faz funcionar de maneira harmoniosa e eficaz.
Genital	Responsável pelos processos por meio dos quais as plantas e animais produzem descendentes.
Respiratório	Realiza a respiração, fornecendo oxigênio ao corpo e eliminando dióxido de carbono como resíduo. Consiste nos pulmões e órgãos condutores do ar.
Esquelético e articular	Base física do corpo, composta dos ossos, cartilagens e articulações móveis e imóveis.
Linfático ou imune	Protege o corpo contra as doenças, desenvolvendo imunidades e destruindo os microrganismos que causam doenças.

O sistema esquelético

O **sistema esquelético** é a base física do corpo (Figura 2–3). Ele cumpre muitas funções importantes: dá forma ao corpo além de apoio, protege e permite os movimentos, produz o sangue e armazena os minerais.

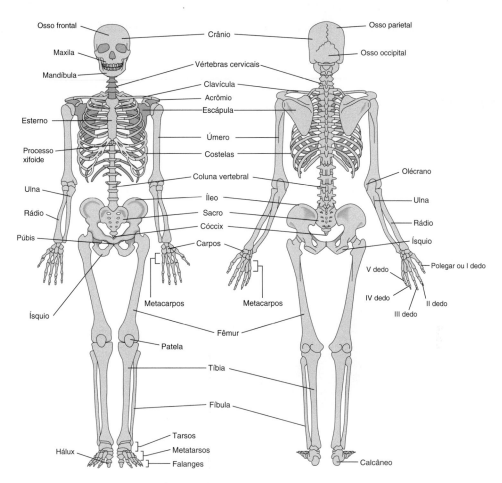

Figura 2-3 O sistema esquelético.

O esqueleto tem 206 ossos, que formam a estrutura rígida na qual os tecidos e órgãos moles são inseridos. Os músculos se conectam aos ossos pelos tendões. Os ossos são conectados pelos ligamentos. O local em que os ossos se encontram são normalmente chamados articulações.

O tecido ósseo é composto de vários tipos de células incorporadas em uma rede de sais inorgânicos (principalmente cálcio e fósforo) para proporcionar rigidez, bem como fibras de colágeno e substância fundamental para fornecer a flexibilidade.

As principais funções do sistema esquelético são:

- Fornecer sustentação e dar forma ao corpo.
- Proteger as várias estruturas e órgãos internos.
- Servir como inserção para os músculos e como alavanca para produzir os movimentos.
- Ajudar a produzir glóbulos brancos e vermelhos (uma das funções da medula óssea).
- Armazenar a maior parte de suprimento de cálcio do corpo, bem como fósforo, magnésio e sódio.

Uma **articulação** é a conexão entre dois ou mais ossos do esqueleto. Existem dois tipos: as móveis, como o cotovelo, os joelhos e quadris; e as imóveis, como a pelve ou o crânio, que permitem pouco ou nenhum movimento.

Ossos do crânio

A cabeça humana tem 22 ossos divididos em dois grupos: o **crânio** e os ossos faciais. O crânio é formado por 8 ossos e a face consiste em 14 ossos, incluindo a maxila e a mandíbula. O crânio tem diversos orifícios pequenos em sua base, que permitem que os nervos cranianos se estendam até seus destinos (Figura 2–4).

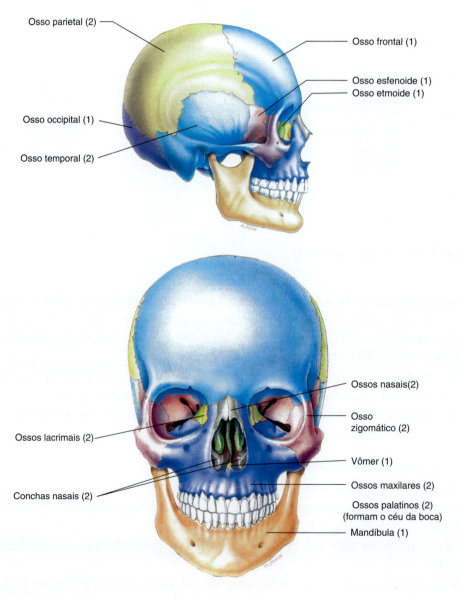

Figura 2–4 Os ossos cranianos e faciais.

Ossos do crânio

O crânio é constituído de oito ossos:

- O **osso occipital** é o mais posterior e forma a parte do crânio que fica acima da nuca.
- Os dois **ossos parietais** formam as laterais e a coroa (topo).
- O **osso frontal** forma a testa.
- Os dois **ossos temporais** formam as laterais da cabeça, na região da orelha.
- O **osso etmoide** é o osso leve e esponjoso entre as órbitas, que forma uma parte das cavidades nasais.
- O **osso esfenoide** é o osso que une todos os do crânio.

Ossos da face

Os 14 ossos da face incluem os seguintes:

- Os dois **ossos nasais**, que formam a raiz do nariz.
- Os dois **ossos lacrimais**, que são os menores e mais frágeis da face e estão situados na parte interna anterior e medial da cavidade orbital.
- Os **ossos zigomáticos** formam a proeminência das bochechas, ou maçãs do rosto.
- Os dois **ossos maxilares** formam a maxila.
- A **mandíbula** é o maior e mais forte osso da face.
- As **conchas nasais inferiores** são camadas finas de osso esponjoso nas duas paredes laterais da cavidade nasal.
- O **vômer** é um osso fino e achatado que forma parte do septo nasal.
- Os dois **ossos palatinos** formam o palato duro da boca.

Ossos do pescoço

Os principais ossos do pescoço são o **osso hioide**, em formato de U na base da língua que dá sustentação a ela e a seus músculos; e as **vértebras cervicais**, os sete ossos na parte superior da coluna vertebral, localizados na região da nuca (Figura 2–5).

Ossos do tórax

O **tórax** é uma caixa óssea elástica constituída do **esterno**, da coluna vertebral, de 12 pares de costelas e de cartilagem fibrosa. Ele serve como estrutura protetora para o coração, os pulmões e outros órgãos internos.

Ossos do ombro, braço e mão

Cada ombro consiste em uma **clavícula** e uma **escápula**. O braço e a mão consistem nos seguintes ossos (figuras 2–6 e 2–7).

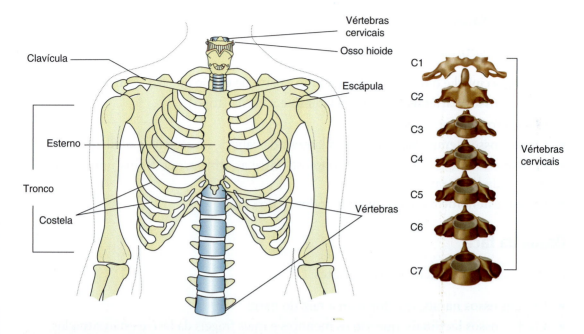

Figura 2–5 Ossos do pescoço, ombros e dorso.

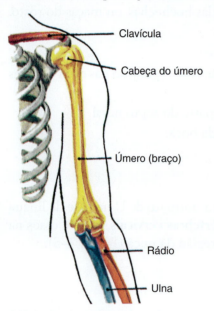

Figura 2–6 Ossos do membro superior.

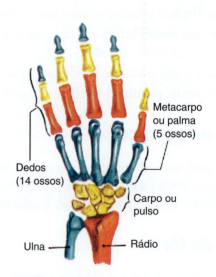

Figura 2–7 Ossos da mão.

- O **úmero** é o maior e mais superior osso do braço, que se estende do cotovelo até o ombro.
- A **ulna** é o osso medial e maior do antebraço, inserido no punho no mesmo lado que o dedo mínimo.
- O **rádio** é um pequeno osso do antebraço, no mesmo lado que o polegar.
- O **carpo** forma o punho; articulação flexível constituída de oito ossos pequenos e irregulares unidos por cápsulas articulares.

- O **metacarpo** forma a palma e consiste em cinco ossos longos e finos chamados metacarpais.
- As **falanges** são os ossos dos dedos; três em cada dedo e duas em cada polegar, totalizando 14 ossos.

O sistema muscular

O **sistema muscular** cobre e dá forma e sustentação ao tecido esquelético. Ele contrai e movimenta várias partes do corpo humano, o qual tem mais de 600 músculos, que são responsáveis por aproximadamente 40% do peso. De todos esses músculos, 30 são faciais.

Os músculos são formados por células fusiformes, as fibras musculares, com capacidade de contrair de acordo com as demandas do movimento do corpo.

Existem três tipos de tecido muscular. Os **músculos estriados**, também chamados esqueléticos ou voluntários, são inseridos nos ossos e constituem uma grande porcentagem da massa corporal (Figura 2–8). Os impulsos nervosos desencadeiam uma reação a partir do músculo quando ele contrai, movendo o osso ou articulação associado. Os **músculos não estriados**, também chamados músculos involuntários, viscerais ou lisos, funcionam automaticamente sem uma vontade consciente (Figura 2–9). Esses músculos são encontrados no sistema digestório e circulatório e também em alguns órgãos internos. O **músculo cardíaco** é involuntário e forma o coração (Figura 2–10). Esse tipo de músculo é único e não é encontrado em nenhuma outra parte do corpo. Ele é estriado e possui um padrão de fibras cruzadas que permite a contração e, portanto, o batimento cardíaco. Ele é controlado pela divisão autônoma do sistema nervoso.

O músculo possui três partes. Sua **origem** é a parte que não se move; ela é inserida no esqueleto e serve como base da ação. A conexão móvel, em que os efeitos da contração são observados, é chamada **inserção**. O **ventre** é a parte intermediária do músculo. Na massagem, a pressão exercida normalmente é direcionada desde a inserção até a origem do músculo.

O tecido muscular pode ser estimulado das seguintes maneiras:

- Massagem (mão ou vibração elétrica).
- Corrente elétrica (de alta frequência ou farádica).
- Raios de luz (infravermelha ou ultravioleta).
- Raios de calor (lâmpadas ou toucas aquecedoras).

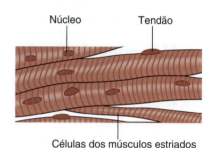

Figura 2–8 Células dos músculos estriados.

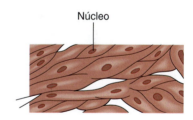

Figura 2–9 Células dos músculos não estriados.

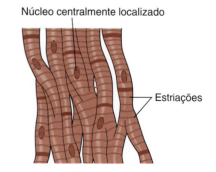

Figura 2–10 Células do músculo cardíaco.

- Calor úmido (vapor ou toalhas de vapor de temperatura moderada).
- Impulsos nervosos (por meio do sistema nervoso).
- Substâncias químicas (certos ácidos e sais).

Músculos do couro cabeludo

Os seguintes músculos são inseridos no couro cabeludo.

- O **epicrânico** ou occipito frontal é o músculo amplo que cobre o topo do crânio. Ele consiste em duas partes: a occipital e a frontal (Figura 2–11).
- O **músculo occipital**, na parte posterior do epicrânico, é o músculo que traciona o couro cabeludo posteriormente.
- O **músculo frontal** é a parte anterior, a frontal, do epicrânico. Ele é o músculo que eleva as sobrancelhas, traciona o couro cabeludo para frente e causa as rugas horizontais da fronte.
- A **aponeurose** é um tendão que conecta o occipital e o frontal.

Músculos da orelha

Três músculos são inseridos na orelha.
- O **músculo auricular superior** é o músculo que fica superior à orelha e a traciona para cima.
- O **músculo auricular anterior** é o músculo anterior à orelha, que a movimenta para frente.
- O **músculo auricular posterior** é o músculo posterior à orelha, que a movimenta para trás.

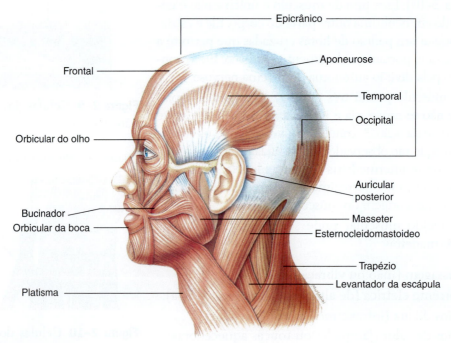

Figura 2–11 Músculos da cabeça, face e do pescoço.

Músculos da mastigação

O **músculo masseter** e o **músculo temporal** coordenam a abertura e o fechamento da boca e, às vezes, são denominados músculos da mastigação.

Músculos do pescoço

Os músculos do pescoço incluem os seguintes:

- O **platisma** é o músculo amplo que se estende desde os músculos do tórax e do ombro até a lateral do mento. Ele é responsável por abaixar a mandíbula e o lábio inferior.
- O **esternocleidomastoideo** é o músculo que se estende na lateral do pescoço desde a orelha até a escápula. Ele serve para movimentar a cabeça de um lado para outro e de cima para baixo.

Músculos ao redor da órbita

Os músculos ao redor da órbita incluem os seguintes:

- O **músculo corrugador do supercílio** é o músculo localizado profundamente ao frontal e ao orbicular do olho. Ele traciona o supercílio para baixo e medial e enrruga a testa na vertical (Figura 2–12).
- O **músculo orbicular do olho** é um músculo em forma de anel na órbita; ele fecha os olhos.

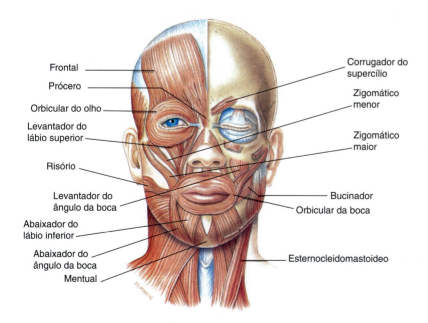

Figura 2–12 Músculos da face.

Músculo do nariz

Apenas um músculo está inserido no nariz. O **prócero** cobre a raiz do nariz, abaixa o supercílio e enruga a pele da glabela.

Músculos da boca

A seguir estão os músculos importantes da boca.

- O **músculo bucinador** é o músculo fino e achatado da bochecha entre a maxila e a mandíbula, que comprime as bochechas e expele o ar entre os lábios.
- O **músculo abaixador do lábio inferior**, também conhecido como quadrado do lábio inferior, é o músculo que abaixa o lábio inferior e o traciona para a lateral.
- O **músculo levantador do ângulo da boca**, também conhecido como canino, é um músculo que levanta o ângulo da boca e o traciona para dentro.
- O **músculo levantador do lábio superior**, também conhecido como quadrado do lábio superior, cerca o lábio superior e o levanta, além de dilatar as narinas, como para expressar nojo.
- O **músculo mentual** é o músculo que eleva o lábio inferior e eleva e enruga a pele do mento.
- O **músculo orbicular da boca** é a faixa plana ao redor dos lábios, que os comprime, contrai, enruga e enrijece.
- O **músculo risório** é o músculo que traciona o ângulo da boca para a lateral, como em uma careta.
- O **músculo abaixador do ângulo da boca** é o músculo que se estende ao longo do mento e puxa o ângulo da boca para baixo.
- Os **músculos zigomáticos maior e menor** são músculos que se estendem desde o osso zigomático até o ângulo da boca; eles elevam o lábio, como em uma risada.

Músculos que unem o membro superior ao tronco

Os músculos que ligam o membro superior ao tronco incluem os seguintes:

- O **músculo latíssimo do dorso** é um músculo grande, achatado e triangular que cobre a região lombar. Ele se origina na metade inferior da coluna vertebral e da crista ilíaca (osso do quadril) e se estreita até um tendão arredondado inserido à frente da parte superior do úmero (Figura 2–13).
- Os **músculos peitorais maior e menor** são músculos do tórax que ajudam nos movimentos de balanço dos braços.
- O **músculo serrátil anterior** é um músculo do tórax que ajuda na respiração e a levantar o braço (Figura 2–14).
- O **trapézio** é o músculo que cobre a nuca e a região superior e média do dorso; estabiliza a escápula e encolhe os ombros.

Músculos do ombro e do braço

A seguir estão os principais músculos dos ombros e dos membros superiores (Figura 2–15).

- O **bíceps braquial** produz o contorno da parte anterior do braço; ele eleva o antebraço, flexiona o cotovelo e vira as palmas das mãos para fora.

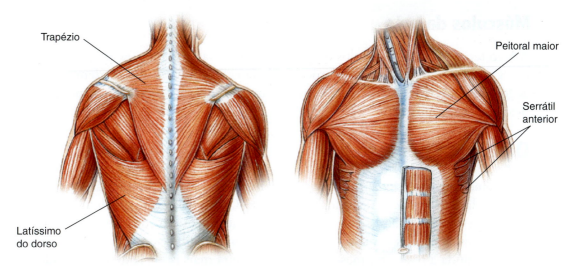

Figura 2–13 Músculos do dorso e pescoço.   **Figura 2–14** Músculos do tórax.

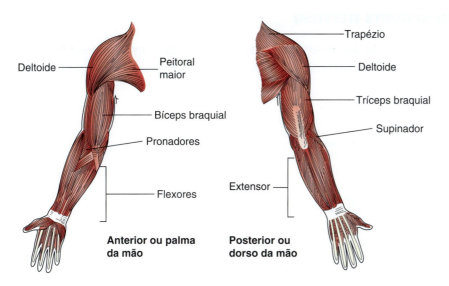

Figura 2–15 Músculos do ombro e do membro superior.

- O **deltoide** é o músculo grande e triangular que cobre a articulação do ombro e permite que o braço se estenda externamente e ao lado do corpo.
- O **tríceps braquial** é um músculo grande que cobre toda a parte posterior do braço e estende o antebraço. O antebraço é constituído de uma série de músculos e tendões fortes. Como esteticista, você irá trabalhar com esses músculos.
- Os **músculos extensores** são músculos que estendem o punho, a mão e os dedos para formar uma linha reta.
- Os **músculos flexores**, ou flexores do punho, servem para flexionar o punho.
- Os **músculos pronadores** são músculos que viram a mão para dentro, voltando a palma para baixo.
- O **músculo supinador** gira o rádio para fora e a palma para cima.

Músculos da mão

A mão tem pequenos músculos que se sobrepõem nas articulações, proporcionando força e flexibilidade. Durante o processo de envelhecimento, eles perdem a mobilidade, causando rigidez articular. A massagem pode ajudar a relaxar e manter a elasticidade desses músculos.

O sistema nervoso

O **sistema nervoso** é excepcionalmente bem organizado e é responsável por coordenar todas as atividades realizadas pelo corpo. Cada centímetro quadrado do corpo humano é dotado de fibras finas conhecidas como *nervos*; no corpo, existem mais de 100 bilhões de células nervosas chamadas *neurônios*. Conhecer o funcionamento dos nervos o ajuda a realizar a massagem uma maneira mais proficiente e a entender os efeitos desses tratamentos no corpo como um todo.

Divisões do sistema nervoso

Os principais componentes do sistema nervoso são o encéfalo, a medula espinal e os próprios nervos (Figura 2–16). O sistema nervoso se divide em duas categorias prin-

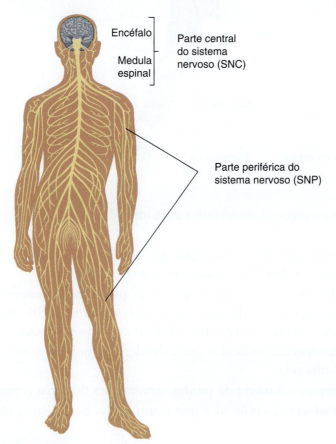

Figura 2–16 Principais partes do sistema nervoso.

cipais: a *parte central do sistema nervoso* (SNC), que é o principal centro de controle de todo o sistema; e a *parte periférica do sistema nervoso* (SNP), que se divide em várias unidades menores.

A **parte central do sistema nervoso (cerebrospinal)** consiste no encéfalo e na medula espinal. Ela controla a consciência e todas as atividades mentais, as funções voluntárias dos cinco sentidos (visão, audição, tato, olfato e paladar) e as ações dos músculos voluntários, incluindo todos os movimentos do corpo e expressões faciais.

A **parte periférica do sistema nervoso (SNA)** conecta as partes periféricas (externas) do corpo, como músculos e glândulas, à parte central do sistema nervoso. Ela possui nervos motores e sensoriais e sua função é transportar os impulsos, ou mensagens, de/para a parte central do sistema nervoso.

A parte periférica do sistema nervoso também se divide em duas seções: a *aferente* e a *eferente*. O sistema periférico eferente possui duas subcategorias: a *divisão somática do sistema nervoso*, que causa nossas reações ao ambiente externo, e a **divisão autônoma do sistema nervoso (SNA)**, que causa a regulação interna dos impulsos desde a *parte central* até os músculos involuntários como coração, vasos sanguíneos e glândulas. A divisão autônoma do sistema nervoso é considerada involuntária. Os órgãos afetados por esse sistema recebem células ou fibras nervosas de suas duas subdivisões: a *simpática* e a *parassimpática*. A **divisão simpática** estimula ou acelera a atividade e prepara o corpo para situações de estresse, enquanto a **divisão parassimpática** opera sob condições normais que não sejam estressantes e ajuda a restaurar e desacelerar a atividade, mantendo assim o equilíbrio do corpo.

O encéfalo e a medula espinal

O **encéfalo** é a maior e mais complexa massa de tecido nervoso do corpo. Ele está contido no crânio, pesa em média 1,25 kg a 1,36 kg e possui quatro partes principais: **telencéfalo, diencéfalo, tronco encefálico e cerebelo**. O cérebro, formado pelo telencéfalo e diencéfalo, controla a sensação, os músculos, a atividade das glândulas e o poder de pensar e sentir. Ele envia e recebe mensagens telegráficas através de 12 pares de nervos cranianos que se originam no próprio troncoencéfalo e se estendem até várias partes da cabeça, face e do pescoço (Figura 2–17).

O encéfalo se divide em quatro partes:

1. O telencéfalo constitui a maior delas. Ele está localizado na parte anterior e superior do crânio. Ele possui uma camada interna de substância branca, constituída de feixes de axônios, cada um deles revestido com uma bainha de mielina; e uma camada externa de substância cinza, constituída de massa de corpos celulares e dendritos. Dentro do telencéfalo está o córtex cerebral, a parte da qual a maioria das mensagens é enviada – como as que transmitem pensamentos, a visão e a audição.

2. Em latim, cerebelo significa "cérebro pequeno". Ele se localiza na base do cérebro e é inserido no tronco encefálico. Ele controla o movimento, coordena a atividade dos músculos voluntários e mantém o equilíbrio.

3. O diencéfalo está localizado na parte superior do mesencéfalo e tem duas partes principais, conhecidas como tálamo e hipotálamo. O tálamo, que fica na parte

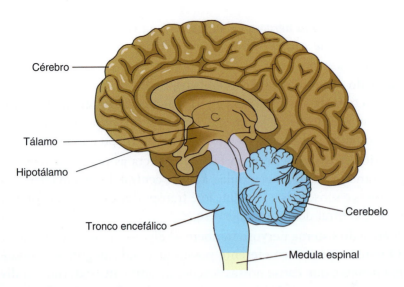

Figura 2–17 Principais partes do encéfalo.

superior do diencéfalo, atua como estação de transmissão dos impulsos sensoriais e cumpre uma função no reconhecimento da dor e da temperatura do corpo. O hipotálamo, que está na parte inferior do diencéfalo, controla muitas funções, como a temperatura do corpo; ele também controla a glândula hipófise.

4. O tronco encefálico conecta a medula espinal ao cérebro. Ele consiste em três partes: mesencéfalo, ponte e medula oblonga, todas ligando partes do cérebro à medula espinal. O tronco encefálico está envolvido na regulação de funções vitais como respiração, batimento cardíaco e pressão arterial.

A **medula espinal** é a parte do sistema nervoso que se origina no encéfalo, estende-se até a extremidade inferior do tronco e é protegida pela coluna vertebral. Existem 31 pares de nervos espinais que se estendem a partir da medula e se distribuem para os músculos e a pele do tronco e das extremidades.

Estrutura e função da célula nervosa

O **neurônio**, ou célula nervosa, é a principal unidade estrutural do sistema nervoso (Figura 2–18). Ele é constituído do corpo e do núcleo celular; dos **dendritos**, fibras nervosas que se estendem de uma célula nervosa e recebem impulsos de outros neurônios; e um **axônio**, que envia impulsos do corpo celular para outros neurônios, glândulas ou músculos.

Os **nervos** são cordões brancos constituídos de feixes de fibras nervosas e unidos pelo tecido conjuntivo, através dos quais os impulsos são transmitidos. Eles se originam no tronco encefálico e na medula espinal e enviam seus ramos para todas as partes do corpo.

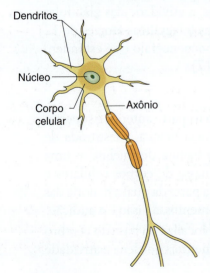

Figura 2–18 Partes de um neurônio.

Tipos de nervos

Os **nervos sensoriais ou aferentes** são aqueles que transmitem impulsos ou mensagens dos órgãos sensoriais para o cérebro, no qual as sensações de tato, frio, calor, visão, audição, paladar, odor, dor e pressão são experimentadas. Os **nervos motores ou eferentes** levam impulsos do cérebro para os músculos. Os impulsos transmitidos produzem movimentos. Os nervos mistos contêm fibras sensoriais e motoras e possuem a capacidade de enviar e receber mensagens.

Um **reflexo** é uma reação do nervo a um estímulo; envolve o movimento de um impulso de um receptor sensorial ao longo do nervo aferente até a medula espinal, e o impulso de resposta ao longo de um neurônio eferente para um músculo, causando uma reação (por exemplo, retirar rapidamente a mão de um objeto quente). Os reflexos não têm de ser aprendidos.

Nervos da cabeça, da face e do pescoço

Os 12 nervos cranianos se originam na base do cérebro e do tronco encefálico. Eles ativam os músculos e a estrutura sensorial da cabeça e do pescoço, incluindo a pele, as membranas, os olhos e ouvidos (Figura 2–19).

Os esteticistas trabalham principalmente com os nervos V, VII e XI, e cada um deles possui vários ramos.

O maior deles é o **quinto nervo craniano**, também conhecido como trigêmeo. Ele é o principal nervo sensorial da face e atua como nervo motor dos músculos que controlam a mastigação. Ele consiste em três ramos: o **ramo oftálmico**, o **ramo mandibular** e o **ramo maxilar** (Figura 2–20).

Os seguintes ramos do quinto nervo craniano são afetados pela massagem facial ou linfática:

- O **nervo auriculotemporal** afeta a orelha externa e a pele sobre a têmpora até o topo do crânio.
- O **nervo infraorbital** afeta a pele da pálpebra inferior, lateral do nariz, lábio superior e boca.
- O **nervo infratroclear** afeta a membrana e a pele do nariz.
- O **nervo mentual** afeta a pele do lábio inferior e mento.
- O **nervo nasal** afeta o ponto e as partes inferiores do nariz.
- O **nervo supraorbital** afeta a pele da fronte, o couro cabeludo, o supercílio e a pálpebra superior.
- O **nervo supratroclear** afeta a pele entre os olhos e a parte superior do nariz.
- O **nervo zigomático** afeta os músculos da parte superior da bochecha.

O **sétimo nervo craniano (facial)** é o principal nervo motor da face. Ele se origina perto da parte inferior da orelha e se estende até os músculos do pescoço. Suas divisões e ramos suprem e controlam todos os músculos da expressão facial e a secreção de saliva. A seguir estão os ramos mais importantes do nervo facial:

- **Ramos bucais** afetam os músculos da boca.
- O **ramo cervical** (ramo do nervo facial) afeta a lateral do pescoço e o platisma.

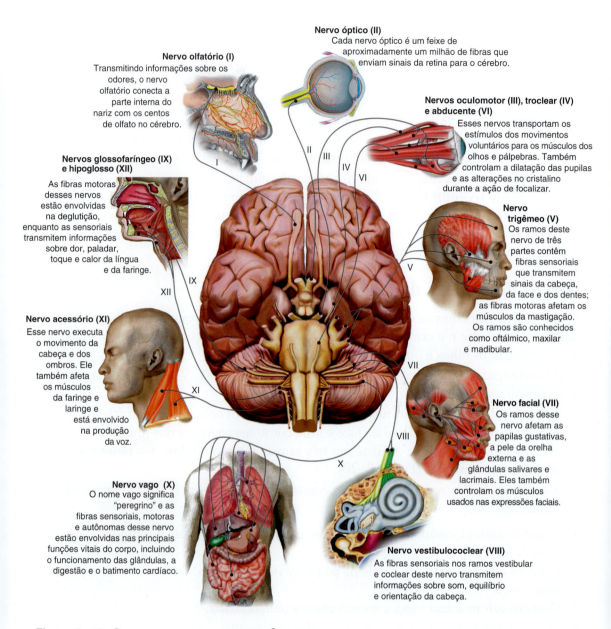

Figura 2–19 Os nervos cranianos e suas funções.

- O **ramo marginal da mandíbula** afeta os músculos do mento e do lábio inferior.
- O **nervo auricular posterior** afeta os músculos atrás da orelha, na base do crânio.
- **Ramos temporais** afetam os músculos da têmpora, lateral da fronte, supercílio, pálpebra e parte superior da bochecha.
- **Ramos zigomáticos** afetam os músculos da parte superior da bochecha.

O **décimo primeiro nervo craniano (acessório)** é um tipo de nervo motor que controla o movimento dos músculos do pescoço. Esse nervo é importante para o esteticista porque ele é afetado durante os tratamentos faciais, principalmente a massagem.

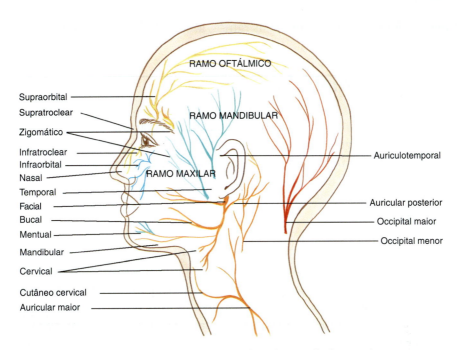

Figura 2–20 Nervos e ramos nervosos da cabeça, da face e do pescoço.

Os nervos cervicais se originam na medula espinal, cujos ramos suprem os músculos e o couro cabeludo na parte posterior da cabeça e no pescoço, conforme se segue:

- O **nervo cutâneo cervical posterior**, localizado na lateral do pescoço, afeta a parte frontal e lateral do pescoço descendo até o osso esterno.
- O **nervo auricular maior**, localizado nas laterais do pescoço, afeta o rosto, as orelhas, o pescoço e a glândula parótida.
- O **nervo occipital maior**, localizado na parte posterior da cabeça, afeta o couro cabeludo até a coroa.
- O **nervo occipital menor** está localizado na base do crânio e afeta o couro cabeludo e os músculos atrás da orelha.

Nervos do membro superior

Os principais nervos que suprem as parte superficiais do membro superior são os seguintes (Figura 2–21):

- O **nervo digital** é misto e, com seus ramos, supre os dedos.
- O **nervo radial** é misto e, com seus ramos, supre toda a parte posterior do membro superior.
- O **nervo mediano** é menor que o ulnar e o radial; com seus ramos, supre a parte lateral do antebraço e a mão.

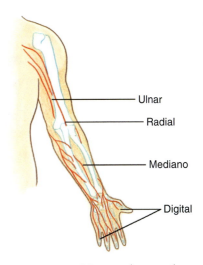

Figura 2–21 Nervos do membro superior.

- O **nervo ulnar** é misto e, com seus ramos, afeta o lado da mão referente ao dedo mínimo e a palma da mão.

O sistema circulatório

O **sistema circulatório**, também chamado cardiovascular ou vascular, controla a circulação estável do sangue por todo o corpo através do coração e dos vasos sanguíneos (veias e artérias). O **sistema vascular** consiste no coração, artérias, veias e vasos capilares para a distribuição do sangue por todo o corpo.

O coração

O **coração** é o chamado sistema de bombeamento do corpo (Figura 2-22). Ele é um órgão muscular em formato de cone que mantém a movimentação do sangue dentro do sistema circulatório. Ele é revestido externamente por uma membrana conhecida como **pericárdio**, tem o tamanho de um punho fechado, pesa aproximadamente 270 g e está localizado na cavidade torácica. O batimento cardíaco é regulado pelo nervo vago (décimo craniano) e outros nervos da divisão autônoma do sistema nervoso. No estado normal em repouso, o coração bate entre 72 e 80 vezes por minuto.

O interior do coração contém quatro câmaras e duas valvas. As câmaras superiores de paredes finas são os **átrios** direito e esquerdo. As câmaras inferiores, que têm paredes mais grossas, são os **ventrículos** direito e esquerdo. As **valvas** entre as câmaras permitem que o sangue flua em apenas uma direção. A cada contração e relaxamento

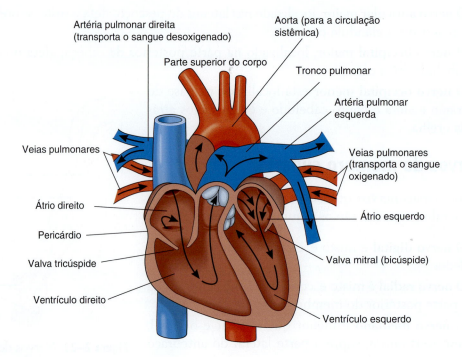

Figura 2-22 Anatomia do coração.

do coração, o sangue flui para dentro, chegando dos átrios para os ventrículos, e depois é empurrado para fora, para ser distribuído por todo o corpo.

O sangue está em circulação constante e contínua desde o momento em que sai do coração até quando retorna a ele. Dois sistemas cuidam dessa circulação. A **circulação pulmonar** envia o sangue do coração para os pulmões, para ser purificado. A **circulação sistêmica** transporta o sangue oxigenado do coração por todo o corpo e voltando ao coração.

Vasos sanguíneos

Os vasos sanguíneos são estruturas semelhantes a tubos que transportam o sangue de/para o coração e depois para os vários tecidos do corpo. **Artérias** são tubos musculares e flexíveis de paredes espessas que transportam o sangue oxigenado do coração para os vasos capilares em todo o corpo. A maior artéria do corpo é a aorta. **Vasos capilares** são vasos sanguíneos microscópicos de paredes finas, que conectam as arteríolas às veias. Eles levam os nutrientes para as células e removem os materiais residuais. **Veias** são vasos sanguíneos de paredes finas menos elásticos que as artérias. Eles transportam o sangue que contém os produtos residuais dos diversos vasos capilares de volta para o coração.

As veias possuem válvulas que impedem o refluxo (Figura 2–23).

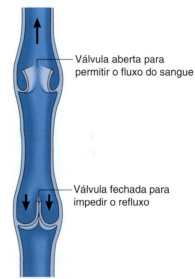

Figura 2–23 Válvulas nas veias.

O sangue

O **sangue** é um líquido nutritivo que flui pelo sistema circulatório. Existem cerca de 4 ℓ a 5 ℓ de sangue no corpo humano, o que corresponde a cerca de 1/12 de nosso peso. O sangue é formado por aproximadamente 80% de água. Ele é viscoso e salgado, com uma temperatura normal de 36 °C. Ele é vermelho-vivo nas artérias (exceto na pulmonar) e vermelho-escuro nas veias. Essa mudança de cor ocorre durante a troca de dióxido de carbono pelo oxigênio, à medida que o sangue passa pelos pulmões, e da troca de oxigênio por dióxido de carbono, quando o sangue circula pelo corpo.

O sangue realiza as seguintes funções críticas:

- Transporta água, oxigênio, nutrientes e secreções para todas as células do corpo.
- Remove o dióxido de carbono e os produtos residuais que serão eliminados pelos pulmões, a pele, os rins e o intestino grosso.
- Ajuda a regular a temperatura do corpo, protegendo-o, assim, do calor ou frio extremos.

- Ajuda a proteger o corpo contra bactérias prejudiciais e infecção, por meio da ação dos glóbulos brancos.
- Fecha minúsculos vasos sanguíneos que sofreram danos, formando os coágulos, impedindo assim a hemorragia.

Composição do sangue

O sangue é composto de glóbulos brancos e vermelhos, plasma e plaquetas.

Os **glóbulos vermelhos**, também chamados corpúsculos vermelhos ou eritrócitos, são produzidos na medula óssea vermelha. Eles contêm a **hemoglobina**, uma proteína de ferro complexo que torna o sangue vermelho-vivo. A função dos glóbulos vermelhos é transportar oxigênio para as células do corpo.

Os **glóbulos brancos**, também chamados corpúsculos brancos ou leucócitos, executam a função de destruir os germes que causam doenças. As **plaquetas** ou trombócitos são muito menores que os glóbulos vermelhos. Elas contribuem com o processo de coagulação, que impede a hemorragia.

O **plasma** é a parte líquida do sangue em que os glóbulos vermelhos, os glóbulos brancos e as plaquetas fluem. Ele é formado por cerca de 90% de água e contém proteínas, açúcares e oxigênio. A principal função do plasma é transportar os nutrientes e secreções para as células e retirar delas o dióxido de carbono.

Artérias da cabeça, da face e do pescoço

As **artérias carótidas comuns** são a principal fonte de suprimento do sangue para a cabeça, a face e o pescoço. Elas se localizam nos dois lados do pescoço e cada uma se divide em um ramo interno e um externo.

A **artéria carótida interna** fornece sangue para o cérebro, os olhos, as pálpebras, a testa, o nariz e a orelha interna. A **artéria carótida externa** fornece sangue para as partes anteriores do couro cabeludo, a orelha externa e média, a face, o pescoço e a lateral da cabeça. Ela se subdivide em vários ramos. As artérias mais importantes para o esteticista são a facial e a temporal superficial.

A **artéria facial** fornece sangue para a região inferior da face, boca e nariz. A seguir estão alguns de seus ramos:

- A **artéria submentual** supre o sangue para o mento e o lábio inferior.
- A **artéria labial inferior** fornece o sangue para o lábio inferior.
- A **artéria angular** fornece sangue para a lateral do nariz.
- A **artéria labial superior** fornece sangue para o lábio superior e região do nariz.

A **artéria temporal superficial** é uma continuação da artéria carótida externa e fornece sangue para os músculos da parte anterior, lateral e superior da cabeça. Alguns de seus ramos importantes são os seguintes.

- O **ramo frontal da artéria temporal** superficial supre o sangue para a fronte e a pálpebra superior.

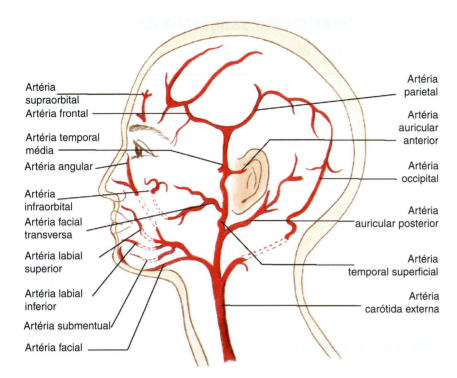

Figura 2-24 Artérias da cabeça, face e pescoço.

- A **artéria parietal** fornece sangue para a lateral e a parte superior da cabeça.
- A **artéria transversa da face** leva o sangue para a pele e o masseter.
- A **artéria temporal média** fornece sangue para as têmporas.
- A **artéria auricular anterior** fornece sangue para a parte anterior da orelha externa.

Duas outras artérias que se ramificam a partir da carótida externa são as seguintes:

- A **artéria occipital** fornece sangue para a pele e para os músculos do couro cabeludo, e a parte posterior da cabeça, até a parte superior.
- A **artéria auricular posterior** leva o sangue para o couro cabeludo, a área atrás e acima da orelha e a pele atrás da orelha. A seguir, dois ramos importantes da artéria carótida interna:
  - A **artéria supraorbital** supre o sangue para as pálpebras superiores e a fronte.
  - A **artéria infraorbital** supre o sangue para os músculos do olho.

Veias da cabeça, da face e do pescoço

O sangue que retorna para o coração da cabeça, o da face e o do pescoço flui a cada lado do pescoço em duas veias principais: a **veia jugular interna** e a **veia jugular externa**. As veias mais importantes da face e do pescoço são paralelas às artérias e assumem os mesmos nomes. Entretanto, não existem artérias jugulares; elas são conhecidas como carótidas.

Suprimento sanguíneo do membro superior

As artérias ulnar e radial fornecem o principal suprimento sanguíneo dos antebraços e das mãos e são ramos da artéria braquial (Figura 2–25). A **artéria ulnar** fornece sangue para a palma da mão e os músculos que ficam do mesmo lado do dedo mínimo. A **artéria radial** fornece sangue para o dorso da mão e o lado referente ao polegar.

As veias mais importantes são quase paralelas às artérias e assumem os mesmos nomes que elas. Embora as artérias sejam encontradas em uma parte profunda dos tecidos e possuam veias satélites, veias superficiais também são encontradas nos membros superiores, sendo as mais importantes as veias cefálica, basílica e intermédia do cotovelo.

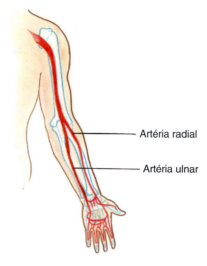

Figura 2–25 Artérias do membro superior.

O sistema linfático/imune

O **sistema linfático ou imune** é constituído pelos **vasos linfáticos** e órgãos linfoides, sendo estes os linfonodos, o timo, o baço e as tonsilas. Sua função é proteger o corpo da doença, desenvolvendo imunidade e destruindo microrganismos que as causam, além de drenar o excesso de fluidos **intersticiais** dos espaços de tecidos para o sangue. Esse sistema transporta os resíduos e impurezas para longe das células.

O sistema linfático é estreitamente ligado ao sangue e ao sistema cardiovascular. Ambos transportam líquidos, como rios passando pelo corpo. A diferença é que o sistema linfático transporta a linfa, que acaba voltando ao sangue.

Os vasos linfáticos começam como tubos fechados em uma das extremidades. Eles podem ocorrer individualmente ou em grupos, que são chamados de **vasos capilares linfáticos**. Esses capilares são distribuídos na maior parte do corpo (exceto no tecido nervoso).

Os vasos linfáticos possuem **linfonodos**, que são órgãos semelhantes a glândulas. O processo de filtragem ajuda a combater as infecções.

As principais funções do sistema linfático são:

- Transportar os nutrientes do sangue para as células do corpo.
- Agir como defesa contra as bactérias invasoras e toxinas.
- Remover o material residual das células do corpo para o sangue.
- Fornecer um ambiente líquido adequado para as células.

O sistema endócrino

O **sistema endócrino** é um grupo de **glândulas** especializadas que afetam o crescimento, desenvolvimento, atividades sexuais e saúde do corpo. As glândulas são órgãos especializados que removem certos elementos do sangue para convertê-los em novos componentes. Existem dois tipos principais de glândulas.

1. As **glândulas exócrinas ou de canal** produzem uma substância que percorre canais pequenos, semelhantes a tubos. As glândulas sudoríparas e sebáceas da pele pertencem a esse grupo.
2. As **glândulas endócrinas ou sem canal** liberam secreções chamadas **hormônios** diretamente na corrente sanguínea, que influenciam o bem-estar de todo o corpo (Figura 2-26). Os hormônios; como a insulina, a adrenalina e o estrogênio; estimulam a atividade funcional ou a secreção em outras partes do corpo.

   A seguir, está uma lista das glândulas endócrinas e suas funções:

- A pineal cumpre uma função importante no desenvolvimento sexual, para sono e para metabolismo.
- A hipófise é a glândula mais complexa do sistema endócrino. Ela afeta quase todos os processos fisiológicos do corpo: crescimento, pressão arterial, contrações durante o parto, produção de leite materno, funções dos órgãos sexuais em homens e mulheres, função da tireoide, conversão de alimento em energia (metabolismo) e regulação da osmolaridade do corpo.

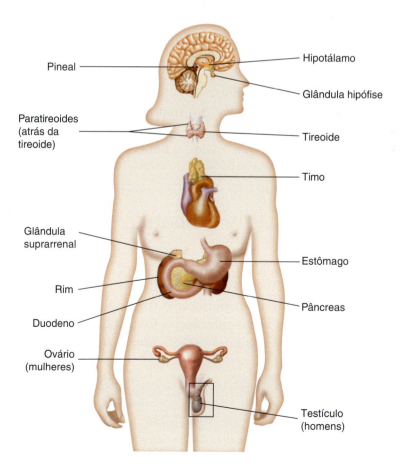

Figura 2-26 As glândulas endócrinas.

- A tireoide controla a velocidade com que o corpo queima energia (metabolismo) e fabrica proteína e sua sensibilidade aos outros hormônios.
- A paratireoide regula os níveis de cálcio e fósforo no sangue, para que o sistema nervoso e o muscular possam funcionar adequadamente.
- O pâncreas secreta células produtoras de enzimas que são responsáveis por digerir carboidratos, proteínas e gorduras. As ilhotas pancreáticas (de Langerhans) dentro do pâncreas controlam a produção de insulina e glucagon.
- As suprarrenais produzem cerca de 30 hormônios esteroides e controlam os processos metabólicos do corpo, incluindo a reação de lutar ou fugir.
- Os ovários e testículos funcionam na reprodução sexual e também para determinar as características masculinas e femininas.

O sistema digestório

O **sistema digestório**, também chamado gastrointestinal, é responsável por transformar a comida em nutrientes e resíduos. As **enzimas digestivas** são substâncias químicas que alteram certos tipos de alimento para uma forma que pode ser usada pelo corpo.

O alimento, agora solúvel, é transportado pela corrente sanguínea e usado pelas células e pelos tecidos do corpo.

O sistema digestório prepara os alimentos para o uso pelas células por meio de cinco atividades básicas:

1. **Ingestão** – comer ou ingerir alimentos.
2. Movimento do alimento ao longo do trato digestivo – conhecido como **peristalse**.
3. Decomposição dos alimentos por meios químicos e mecânicos – conhecida como **digestão**.
4. **Absorção** do alimento digerido para o sistema circulatório, para nutrir os tecidos e células.
5. Eliminação do corpo – conhecida como **defecação**.

O sistema excretor

O **sistema excretor** é responsável por purificar o corpo, eliminando os detritos. O metabolismo das células forma várias substâncias tóxicas que, se retidas, poderiam intoxicar o corpo. Cada um dos seguintes órgãos cumpre uma função fundamental nesse sistema:

- Os rins eliminam a urina.
- O fígado secreta a bile.
- A pele elimina a perspiração.
- O intestino grosso elimina o alimento decomposto e não digerido.
- Os pulmões exalam o dióxido de carbono.

O sistema respiratório

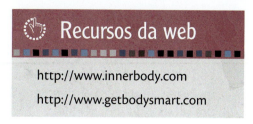

O **sistema respiratório** permite a respiração e consiste nos pulmões e passagens do ar. Os **pulmões** são tecidos esponjosos compostos de células microscópicas, nos quais o ar inalado é trocado por dióxido de carbono durante um ciclo respiratório. O sistema respiratório está localizado dentro da cavidade torácica e é protegido em seus dois lados pelas costelas. O **diafragma** é uma parede muscular que separa o tórax da região abdominal e ajuda a controlar a respiração (Figura 2–27).

A cada ciclo respiratório ocorre uma troca de gases. Durante a inalação, o oxigênio é absorvido pelo sangue. Durante a expiração, o dióxido de carbono é expelido pelos pulmões.

O sistema tegumentar

O **sistema tegumentar** é formado pela pele e seus vários órgãos acessórios, como as glândulas sudoríparas e sebáceas, receptores sensoriais, cabelos e unhas.

O sistema genital

O **sistema genital** realiza a função de reprodução da espécie humana. Embora seja importante para a perpetuação das espécies, ele não é de grande importância para o

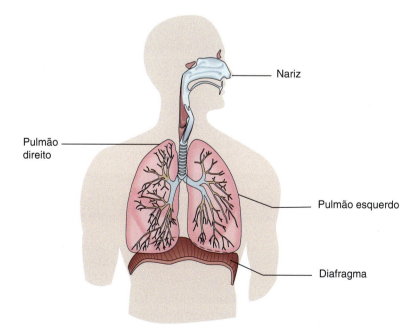

Figura 2–27 O sistema respiratório.

esteticistase se não fosse o fato de os hormônios sexuais (testosterona nos homens e estrogênio nas mulheres) afetarem as funções da pele.

Como esteticista, você verá como os hormônios afetam a pele de várias maneiras. Isso inclui acne, cor e crescimento de pelos faciais e uma condição conhecida como **melasma**, que causa a pigmentação mais escura da pele do lábio superior e ao redor dos olhos e das bochechas.

Felizmente, hoje os esteticistas possuem muitos recursos – incluindo produtos, tratamentos e modificações no estilo de vida – para ajudar os clientes com alterações da pele em decorrência de problemas hormonais.

Questões de revisão

1. Defina anatomia, fisiologia e histologia.
2. Por que o estudo da anatomia, fisiologia e histologia é importante para o esteticista?
3. Cite e descreva as estruturas básicas de uma célula.
4. Explique o metabolismo celular e sua finalidade.
5. Liste e descreva as funções dos cinco tipos de tecido encontrados no corpo humano.
6. O que são órgãos?
7. Liste e descreva as funções dos órgãos mais importantes encontrados no corpo.
8. Nomeie os 11 sistemas corporais e suas funções principais.
9. Liste as principais funções dos ossos.
10. Cite e descreva os três tipos de tecidos musculares encontrados no corpo.
11. Cite e descreva os três tipos de nervos encontrados no corpo.
12. Cite e descreva resumidamente os três tipos de vasos sanguíneos encontrados no corpo.
13. Liste e descreva os componentes do sangue.
14. Quais são os dois tipos de glândulas que formam o sistema endócrino?
15. Liste os órgãos do sistema excretor e sua função.

Glossário do capítulo

absorção: transporte do alimento completamente digerido para o sistema circulatório, para alimentar os tecidos e células.

ácido desoxirribonucleico (DNA): material básico das informações genéticas; contém todos os dados que controlam a função de cada célula viva.

anabolismo: metabolismo construtivo; processo de construção de moléculas maiores a partir das menores.

anatomia: estudo das estruturas que constituem o corpo humano e que podem ser vistas a olho nu. Trata-se de uma ciência que estuda a estrutura e constituição dos organismos e de suas partes.

aponeurose: tendão que conecta o occipital e o frontal.

artéria angular: artéria que fornece sangue para a lateral do nariz.

artéria auricular anterior: artéria que fornece sangue para a parte anterior da orelha externa.

artéria auricular posterior: artéria que fornece sangue para o couro cabeludo, acima e atrás da orelha.

artéria carótida externa: artéria que fornece sangue para as partes anteriores do couro cabeludo, orelha, face, pescoço e lateral da cabeça.

artéria carótida interna: artéria que fornece sangue para o cérebro, olhos, pálpebras, testa, nariz e ouvido interno.

artéria facial: artéria que fornece sangue para a região inferior da face, da boca e do nariz

artéria infraorbital: artéria que se origina na artéria maxilar interna e fornece sangue para os músculos do olho.

artéria labial inferior: artéria que leva o sangue até o lábio inferior.

artéria labial superior: artéria que fornece sangue para o lábio superior e região do nariz.

artéria occipital: artéria que fornece sangue para a pele, os músculos do couro cabeludo e a parte posterior da cabeça, até a coroa.

artéria parietal: artéria que fornece sangue para a lateral e coroa da cabeça.

artéria radial: artéria que fornece sangue para o dorso da mão e o lado do antebraço referente ao polegar.

artéria submental: artéria que supre o sangue para o mento e o lábio inferior.

artéria supraorbital: artéria que supre o sangue para a pálpebra superior e a fronte.

artéria temporal média: artéria que fornece sangue para as têmporas.

artéria temporal superficial: artéria que fornece sangue para os músculos da parte anterior, lateral e topo da cabeça.

artéria transversa da face: artéria que supre o sangue para a pele e o masseter.

artéria ulnar: artéria que fornece sangue para a palma da mão e o músculo do braço situada do mesmo lado do dedo mínimo.

artérias: tubos musculares e flexíveis de paredes espessas que transportam o sangue oxigenado do coração para os vasos capilares em todo o corpo.

artérias carótidas comuns: artérias que fornecem sangue para a face, a cabeça e o pescoço.

articulação: conexão entre dois ou mais ossos do esqueleto.

átrio: um das duas câmaras superiores do coração, pela qual o sangue é bombeado para os ventrículos.

axônio: processo ou extensão de um neurônio, através do qual os impulsos são enviados do corpo da célula.

bíceps braquial: músculo que produz o contorno do lado anterior do braço.

carpo: punho; articulação flexível constituída de oito ossos pequenos e irregulares unidos por cápsulas articulares.

catabolismo: fase do metabolismo que envolve a quebra de compostos complexos dentro das células em compostos menores, frequentemente resultando na liberação da energia para executar funções como esforços musculares, secreções ou digestão.

células: unidade básica de todos os seres vivos; massa minúscula de protoplasma capaz de realizar todas as funções fundamentais da vida.

cerebelo: localiza-se na base do cérebro e é ligado ao tronco cerebral; em latim, esse termo significa "cérebro pequeno".

circulação pulmonar: processo de circulação do sangue do coração para os pulmões, para ser purificado.

circulação sistêmica: circulação do sangue que parte do coração para o corpo todo e volta ao coração; também chamada circulação geral.

citoplasma: todo o protoplasma de uma célula, exceto o que está no núcleo; fluido aquoso que contém alimento necessário para o crescimento, reprodução e autorreparo da célula.

clavícula: osso que une o esterno e a escápula.

conchas nasais inferiores: camadas finas de osso esponjoso na parede lateral da cavidade nasal.

coração: órgão muscular em formato de cone que mantém a movimentação do sangue dentro do sistema circulatório.

crânio: invólucro oval e ósseo que protege o cérebro.

décimo primeiro nervo craniano (acessório): tipo de nervo motor que controla o movimento dos músculos do pescoço.

defecação: eliminação de alimentos do corpo.

deltoide: músculo grande e triangular que cobre a articulação do ombro e permite que o braço se estenda externamente e ao lado do corpo.

dendritos: ramos das fibras nervosas semelhantes a árvores, que se estendem a partir de uma célula nervosa e transportam os impulsos na direção da célula.

diafragma: parede muscular que separa o tórax da região abdominal e ajuda a controlar a respiração.

diencéfalo: localizado na parte superior do mesencéfalo; consiste em duas partes principais; o tálamo e o hipotálamo.

digestão: decomposição dos alimentos por meios químicos e mecânicos.

divisão autônoma do sistema nervoso (SNA): parte do sistema nervoso que controla os músculos involuntários; regula a ação dos músculos lisos, glândulas, vasos sanguíneos e coração.

divisão parassimpática: parte do sistema nervoso autônomo que funciona em situações normais e não estressantes, como o descanso. Também ajuda a restaurar a calma e o equilíbrio do corpo depois de um evento estressante.

divisão simpática: parte do sistema autônomo que estimula ou acelera a atividade e prepara o corpo para situações de estresse, como fugir de uma situação perigosa ou competir em um evento esportivo.

encéfalo: parte do sistema nervoso contido no crânio; o maior e mais complexo tecido nervoso; controla a sensação, os músculos, a atividade glandular e o poder de pensar e sentir.

enzimas digestivas: substâncias químicas que alteram certos tipos de alimento para uma forma que pode ser usada pelo corpo.

epicrânico: músculo largo que cobre o topo do crânio; também chamado occipitofrontal.

escápula: osso triangular grande e achatado do ombro.

esterno: osso achatado que forma o suporte central das costelas.

esternocleidomastoideo: músculo do pescoço que abaixa e gira a cabeça.

falanges: ossos dos dedos das mãos ou dos pés.

fisiologia: estudo das funções ou atividades realizadas pelas estruturas do corpo.

frontal: porção anterior ou frontal do epicrânio; músculo do couro cabeludo.

glândulas: célula ou grupo de células que produzem e liberam substâncias usadas nas adjacências ou em outra parte do corpo.

glândulas endócrinas ou sem canal: glândulas que liberam secreções hormonais diretamente na circulação sanguínea.

glândulas exócrinas ou de canal: glândulas que produzem uma substância que percorre pequenos canais semelhantes a tubos, como as glândulas sudoríparas (suor) e sebáceas (óleo).

glóbulos brancos: células do sangue que executam a função de destruir os germes que causam doenças; também chamados corpúsculos brancos ou leucócitos.

glóbulos vermelhos: também chamados corpúsculos vermelhos; células que transportam o oxigênio dos pulmões para as células do corpo.

hemoglobina: proteína dos glóbulos vermelhos que contém ferro e se liga ao oxigênio.

histologia: estudo da estrutura e composição do tecido.

hormônios: secreções produzidas por uma das glândulas endócrinas e transportadas, pela corrente sanguínea ou fluido corporal para outra parte ou órgão do corpo, a fim de estimular a atividade funcional ou secreção.

ingestão: comer ou ingerir alimentos.

inserção: ponto em que o músculo esquelético é ligado a um osso ou outra parte mais móvel do corpo.

intersticiais: fluidos nos espaços entre as células do tecido.

linfonodos: órgãos semelhantes a glândulas nos vasos linfáticos, que filtram os produtos da linfa.

mandíbula: osso do mento; o maior e mais forte osso do rosto.

medula espinal: parte do sistema nervoso que se origina no encéfalo, estende-se até a extremidade inferior do tronco e é protegido pela coluna vertebral.

melasma: condição da pele desencadeada pelos hormônios; causa uma pigmentação mais escura em áreas como o lábio superior, ao redor dos olhos e bochechas.

membrana celular: parte da célula que cerca o protoplasma e permite que substâncias solúveis entrem e saiam da célula.

metabolismo: processo químico que ocorre nos organismos vivos, no qual as células são nutridas e executam suas atividades.

metacarpo: ossos da palma da mão; partes da mão que contêm cinco ossos entre o carpo e as falanges.

mitose: divisão das células em duas novas células (filhas); processo usual da reprodução dos tecidos humanos.

músculo abaixador do ângulo da boca: músculo que se estende ao longo do queixo e puxa o canto da boca para baixo.

músculo abaixador do lábio inferior: músculo do lábio inferior, que o deprime e puxa para o lado; também conhecido como quadrado do lábio inferior.

músculo auricular anterior: músculo na frente da orelha, que a movimenta para frente.

músculo auricular posterior: músculo atrás da orelha, que a movimenta para trás.

músculo auricular superior: músculo acima da orelha, que a movimenta para cima.

músculo bucinador: músculo fino e achatado da bochecha entre a maxila e a mandíbula, que comprime as bochechas e expele o ar entre os lábios.

músculo cardíaco: músculo involuntário que compõe o coração.

músculo corrugador do supercílio: músculo facial que atrai as sobrancelhas para baixo e enruga a testa verticalmente.

músculo latíssimo do dorso: músculo que cobre a nuca e a região superior e média das costas; estabiliza a escápula e encolhe os ombros.

músculo levantador do lábio superior: músculo que cerca o lábio superior, eleva-o e dilata as narinas, como para expressar nojo.

músculo levantador do ângulo da boca: músculo que levanta o ângulo da boca e o puxa para dentro.

músculo masseter: um dos músculos da mandíbula usados na mastigação.

músculo mentual: músculo que eleva o lábio inferior e eleva e enruga a pele do queixo.

músculo occipital: osso posterior do crânio, localizado abaixo dos ossos parietais; aquele que puxa o couro cabeludo para trás.

músculo orbicular da boca: faixa plana ao redor dos lábios que os comprime, contrai, enruga e enrijece.

músculo orbicular do olho: músculo em anel da órbita ocular; fecha a pálpebra.

músculo risório: músculo que puxa o ângulo da boca para fora e para trás, como em um sorriso.

músculo serrátil anterior: músculo do tórax que ajuda a respirar e a elevar o braço.

músculo supinador: músculo do antebraço que gira o rádio para fora e a palma para cima.

músculo temporal: músculo temporal; um dos músculos envolvidos na mastigação.

músculos estriados: também chamados músculos voluntários ou esqueléticos; são controlados pela vontade.

músculos extensores: músculos que estendem o punho, a mão e os dedos para formar uma linha reta.

músculos flexores: músculos extensores do punho, envolvidos na flexão do punho.

músculos não estriados: também chamados músculos involuntários, viscerais ou lisos; funcionam automaticamente, sem uma vontade consciente.

músculos peitorais maior e menor: músculos do tórax que ajudam nos movimentos de balanço do braço.

músculos pronadores: músculos que viram a mão para dentro, voltando a palma para baixo.

músculos zigomáticos maior e menor: músculos que estendem desde o osso zigomático até o ângulo da boca; eles elevam o lábio, como em uma risada.

nervo auricular maior: nervo nas laterais do pescoço que afeta a face, as orelhas, o pescoço e a glândula parótida.

nervo auricular posterior: nervo que afeta os músculos atrás da orelha, na base do crânio.

nervo auriculotemporal: nervo que afeta a orelha externa e a pele sobre a têmpora, até o topo do crânio.

nervo cutâneo cervical posterior: nervos localizados na lateral do pescoço, que afetam sua parte frontal e lateral, descendo até o osso esterno.

nervo digital: nervo que, com seus ramos, supre os dedos das mãos e dos pés.

nervo infraorbital: nervo que afeta a pele da pálpebra inferior, lateral do nariz, lábio superior e boca.

nervo infratroclear: nervo que afeta a membrana e a pele do nariz.

nervo mediano: nervo que supre o antebraço e a mão e é menor que os nervos ulnar e radial.

nervo mentual: nervo que afeta a pele do lábio inferior e do queixo.

nervo nasal: nervo que afeta a raiz e as partes inferiores do nariz.

nervo occipital maior: nervo localizado na parte posterior da cabeça, que afeta o couro cabeludo.

nervo occipital menor: nervo localizado na base do crânio, que afeta o couro cabeludo e os músculos atrás da orelha.

nervo radial: nervo que, com seus ramos, supre toda a parte posterior do membro superior

nervo supraorbital: nervo que afeta a pele da fronte, couro cabeludo, supercílio e pálpebra superior.

nervo supratroclear: nervo que afeta a pele entre os olhos e a parte superior do nariz.

nervo ulnar: nervo que afeta a palma da mão e o braço, localizado do mesmo lado do dedo mínimo.

nervo zigomático: nervo que afeta a pele da têmpora, lateral da fronte e parte superior da bochecha.

nervos: cordões brancos constituídos de feixes de fibras nervosas e unidos pelo tecido conjuntivo, através dos quais os impulsos são transmitidos.

nervos motores ou eferentes: nervos que levam impulsos do cérebro para os músculos.

nervos sensoriais ou aferentes: nervos que transmitem impulsos ou mensagens dos órgãos sensoriais para o cérebro, onde as sensações de tato, frio, calor, visão, audição, paladar, odor, dor e pressão são experimentadas.

neurônio: célula nervosa; unidade básica do sistema nervoso que consiste em um corpo celular, núcleo, dendritos e axônio.

núcleo: protoplasma denso e ativo encontrado no centro da célula; cumpre uma parte importante em sua reprodução e em seu metabolismo.

nucleoplasma: líquido dentro do núcleo da célula que contém proteínas e DNA; determina nossa constituição genética.

órgãos: estruturas compostas de tecidos especializados e que executam funções específicas.

origem: parte do músculo que não move; é ligada ao esqueleto e normalmente é parte de um músculo esquelético.

osso esfenoide: osso que une todos os ossos do crânio.

osso etmoide: osso leve e esponjoso entre as órbitas, que forma uma parte das cavidades nasais.

osso frontal: osso que forma a testa.

osso hioide: osso em formato de U na base da língua que suporta a língua e seus músculos.

ossos lacrimais: ossos pequenos e finos localizados na parede medial anterior da cavidade orbital.

ossos maxilares: formam a maxila.

ossos nasais: ossos que formam a raiz do nariz.

ossos palatinos: dois ossos que formam o palato duro da boca.

ossos parietais: ossos que formam as laterais e o topo do crânio.

ossos temporais: ossos que formam as laterais da cabeça, na região da orelha.

ossos zigomáticos: ossos que formam a proeminência das bochechas; as maçãs do rosto.

parte central do sistema nervoso (cerebrospinal): consiste no cérebro, na medula espinal e nos nervos espinais e cranianos.

parte periférica do sistema nervoso (SNP): sistema de nervos e gânglios que conectam as partes periféricas do corpo à parte central do sistema nervoso; possui nervos sensoriais e motores.

pericárdio: saco membranoso de dupla camada que cerca o coração.

peristalse: movimento do alimento ao longo do trato digestivo.

plaquetas: células de sangue que ajudam na formação de coágulos.

plasma: parte líquida do sangue e da linfa que transporta alimentos e secreções para as células e retira delas o dióxido de carbono.

platisma: músculo amplo que se estende desde os músculos do tórax e do ombro até a lateral do mento; responsável por abaixar a mandíbula e o lábio inferior.

prócero: músculo que cobre a raiz do nariz, abaixa o supercílio e enruga a pele da glabela.

protoplasma: substância incolor e semelhante a um gel presente nas células; contém elementos como proteínas, gorduras, carboidratos, sais minerais e água.

pulmões: tecidos esponjosos compostos de células microscópicas, nos quais o ar inalado é trocado por dióxido de carbono durante um ciclo respiratório.

quinto nervo craniano: principal nervo sensorial da cabeça; controla a mastigação; também conhecido como nervo trigêmeo.

rádio: pequeno osso do antebraço, situado do mesmo lado que o polegar.

ramo cervical: nervos que se originam na medula espinal, cujos ramos suprem os músculos e o couro cabeludo na parte posterior da cabeça e no pescoço.

ramo frontal da artéria temporal: artéria que supre o sangue para a testa e a pálpebra superior.

ramo mandibular: ramo do quinto nervo craniano que supre os músculos e a parte inferior do rosto;

ramo marginal de mandíbula: afetam os músculos do mento e do lábio inferior.

ramo maxilar: ramo do quinto nervo craniano que supre a parte superior do rosto.

ramo oftálmico: ramo do quinto nervo craniano que supre a pele da fronte, pálpebra superior e parte interna do couro cabeludo, órbita, globo ocular e cavidade nasal.

ramos bucais: nervo que afeta os músculos da boca.

ramos temporais: nervo que afeta os músculos da têmpora, lateral da fronte, supercílio, pálpebra e parte superior da bochecha.

reflexo: reação do nervo autonômico a um estímulo; envolve o movimento de um impulso de um receptor sensorial ao longo do nervo aferente até a medula espinal e o impulso de resposta ao longo de um neurônio eferente para um músculo, causando uma reação.

sangue: fluido nutritivo que se propaga pelo sistema circulatório (coração, veias, artérias e vasos capilares).

sétimo nervo craniano (facial): principal nervo motor da face, que se inicia na parte inferior da orelha.

sistema circulatório: sistema que controla a circulação estável do sangue pelo corpo, por meio do coração e dos vasos sanguíneos.

sistema digestório: boca, faringe, estômago, intestinos, glândulas salivares e gástricas, fígado e pâncreas que transformam o alimento em nutrientes e resíduos.

sistema endócrino: grupo de glândulas especializadas que afetam o crescimento, desenvolvimento, atividades sexuais e saúde do corpo.

sistema esquelético: base física do corpo, composta dos ossos, cartilagens e articulações móveis e imóveis.

sistema excretor: grupo de órgãos – incluindo os rins, fígado, pele, intestino grosso e pulmões – que purificam o corpo por meio da eliminação dos resíduos.

sistema genital: sistema responsável pelos processos por meio dos quais as plantas e animais produzem descendentes.

sistema linfático ou imune: sistema constituído de linfa, linfonodos e a glândula timo, o baço e os vasos linfáticos; suas funções protegem o corpo da doença, desenvolvendo imunidades e destruindo microrganismos que causam doenças, além de drenar o excesso de fluidos intersticiais dos espaços de tecidos para o sangue. Transporta os resíduos e impurezas para longe das células.

sistema muscular: sistema que cobre e dá forma e suporte ao tecido esquelético; contrai e movimenta várias partes do corpo.

sistema nervoso: sistema composto do encéfalo, medula espinal e nervos; controla e coordena todos os outros sistemas e os faz funcionar de maneira harmoniosa e eficaz.

sistema respiratório: sistema que consiste nos pulmões e órgãos condutores do ar; permite a respiração, que supre o corpo com oxigênio e elimina o dióxido de carbono como um resíduo.

sistema tegumentar: pele e seus órgãos acessórios, como as glândulas sudoríparas e sebáceas, receptores sensoriais, cabelos e unhas.

sistema vascular: sistema que consiste no coração, artérias, veias e vasos capilares para a distribuição do sangue por todo o corpo.

tecido conjuntivo: tecido fibroso que protege e suporta várias partes do corpo, como ossos, cartilagens e tendões.

tecido epitelial: cobertura protetora das superfícies do corpo como a pele, membranas mucosas e revestimento do coração, órgãos digestivos e respiratórios e glândulas.

tecido muscular: tecido que contrai e movimenta várias partes do corpo.

tecido nervoso: tecido que controla e coordena todas as funções do corpo.

tecidos: coleção de células semelhantes que executam uma função específica.

telencéfalo: constitui a maior parte do encéfalo e é localizado na parte anterior e superior do crânio.

tórax: uma caixa óssea e elástica que serve como estrutura protetora para o coração, pulmões e outros órgãos internos.

trapézio: músculo largo, achatado e superficial que cobre a nuca e a região média do dorso; controla a escápula e os movimentos de balanço do braço.

tríceps braquial: músculo grande que cobre toda a parte posterior do braço e estende o antebraço.

tronco encefálico: estrutura que conecta a medula espinal ao cérebro.

ulna: osso interno e maior do antebraço, inserido no punho no mesmo lado que o dedo mínimo.

úmero: maior e mais superior osso do braço, que se estende do cotovelo até o ombro.

valvas: estruturas que fecham temporariamente uma passagem ou permitem o fluxo em apenas uma direção.

vasos capilares: vasos sanguíneos de paredes finas, que conectam as artérias menores às veias.

vasos capilares linfáticos: vasos linfáticos que ocorrem em agrupamentos e são distribuídos ao longo da maior parte do corpo.

vasos linfáticos: fluido transparente amarelado que circula nos espaços linfáticos do corpo; transporta resíduos e impurezas para fora das células.

veia jugular externa: veia localizada na lateral do pescoço, que transporta o sangue da cabeça, do rosto e pescoço que retorna para o coração.

veia jugular interna: veia localizada na lateral do pescoço para coletar sangue do cérebro e partes do rosto e pescoço.

veias: vasos sanguíneos de paredes finas, que são menos elásticos que as artérias; contêm válvulas côncavas para impedir o refluxo e carregar o sangue impuro dos vasos capilares de volta para o coração e os pulmões.

ventre: parte média de um músculo.

ventrículos: câmara inferior do coração, que possui paredes grossas.

vértebras cervicais: sete ossos no topo da coluna vertebral, localizados na região do pescoço.

vômer: osso fino e achatado que forma parte do septo nasal.

capítulo 3

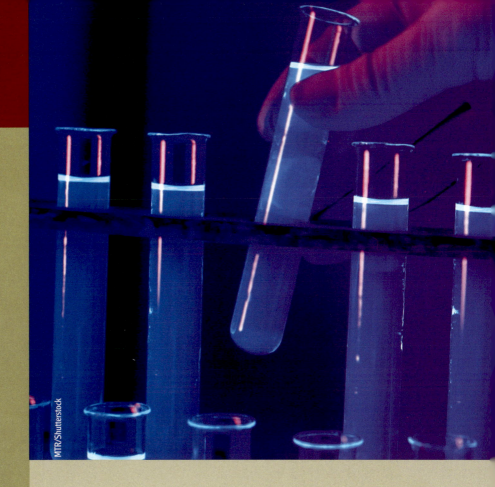

Fundamentos da química

Revisão técnica: Neusa Maria M. F. Bevilacqua

TÓPICOS DO CAPÍTULO 3

- Química
- Matéria
- Potencial de hidrogênio (pH)
- Reações químicas
- Química aplicada aos cosméticos

❝ Como esteticista, você irá trabalhar com a química todos os dias. Como você verá, a química (uma das ciências físicas), com as substâncias e transformações químicas, é o que torna a vida na Terra possível. O funcionamento diário de nosso corpo é baseado em reações químicas. A pele é constituída de substâncias químicas. Da mesma forma, todos os cremes, loções, máscaras e maquiagem – independentemente da origem – partem de fontes naturais como extratos de ervas ou substâncias sintéticas fabricadas no laboratório (Figura 3–1). ❞

Objetivos de aprendizagem

Ao concluir este capítulo, você será capaz de:

- Definir química e seus fenômenos.

- Explicar a matéria e sua estrutura.

- Discutir as propriedades da matéria e como ela se transforma.

- Explicar as diferenças entre solução, suspensão e emulsão.

- Entender como ácidos, bases e o pH afetam a pele.

Termos-chave

água 85

antioxidantes 87

ar 85

átomos 81

bases 85

combustão 87

FUNDAMENTOS DA QUÍMICA ▪ **CAPÍTULO 3** **79**

compostos químicos 84

elemento 80

emulsão de água em óleo (A/O) 92

emulsão de óleo em água (O/A) 91

emulsões 89

escala logarítmica 86

hidrofílica 90

hidrogênio 84

imiscíveis 88

lipofílica 90

manto ácido 85

matéria 80

miscíveis 88

misturas físicas 84

molécula 82

moléculas-elemento 82

moléculas compostas 82

nitrogênio 85

oxidação 87

oxidar 87

oxigênio 85

peróxido de hidrogênio 85

pH 85

propriedades físicas 83

propriedades químicas 84

química 80

química inorgânica 80

química orgânica 80

radicais livres 87

reações de neutralização ácido-
-base 86

reações redox 87

redução 87

soluções 88

soluto 88

solvente 88

surfactantes 90

suspensões 89

transformação física 83

transformação química 84

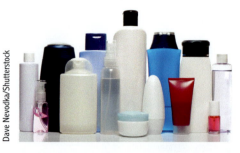

Figura 3-1 Todos os produtos para os cuidados com a pele são feitos de substâncias químicas.

Os efeitos dos cosméticos e produtos para a pele são baseados em vários aspectos físicos. As reações químicas são necessárias para sintetizar as substancias utilizadas nas formulações, ou, ainda, podemos dizer que reações químicas ocorrem quando usam-se ácidos para promover um *peeling* ou para tingir ou alisar os cabelos. Para entender como os diferentes agentes químicos afetam a pele e escolher os produtos e cosméticos corretos para cada tipo de cliente, o esteticista deve ter um conhecimento básico de química.

Os produtos utilizados para os cuidados pessoais não devem reagir quimicamente com a pele e/ou cabelo.

Química

Química é a ciência que trata da composição, estrutura e propriedades da matéria e que descreve como as transformações ocorrem sob diferentes condições. Ela possui duas ramificações: orgânica e inorgânica.

A **química orgânica** é o estudo de substâncias que contêm carbono. Todos os seres vivos, sejam plantas ou animais, contêm átomos de carbono. Embora o termo *orgânico* frequentemente seja usado como sinônimo de "natural" por causa de sua associação aos seres vivos, esse termo também se aplica a qualquer coisa que já tenha vivido. Gasolina, plásticos, tecidos sintéticos, pesticidas e fertilizantes são substâncias orgânicas. Esses produtos são fabricados a partir do gás natural e do petróleo, que são restos de plantas e animais que morreram milhões de anos atrás. Muitos compostos orgânicos podem ser inflamáveis.

Química inorgânica é a ramificação da química que trata das substâncias que contêm a combinação de outros átomos, e que não contêm carbono, com exceção do dióxido de carbono, CO_2, que é considerado inorgânico. As substâncias inorgânicas não estão e nunca estiveram vivas. Metais, minerais, água pura e ar limpo são alguns exemplos. A grande maioria das substâncias inorgânicas não são inflamáveis.

Matéria

Matéria é qualquer material físico que ocupe espaço e tenha massa (peso). A matéria tem propriedades físicas que podemos tocar, degustar, ver ou cheirar. Além disso, a matéria apresenta três estados físicos: sólido, líquido e gasoso.

Elementos

Um **elemento** é a forma mais simples da matéria; não pode ser dividido em uma substância mais simples sem a perda da identidade. Existem cerca de 100 elementos de ocorrência natural, cada qual com suas propriedades físicas e químicas distintas. Toda a matéria do universo é constituída de um ou mais desses 100 elementos diferentes.

Cada elemento é identificado por uma letra, como O para oxigênio, C para carbono e H para hidrogênio (Figura 3-2).

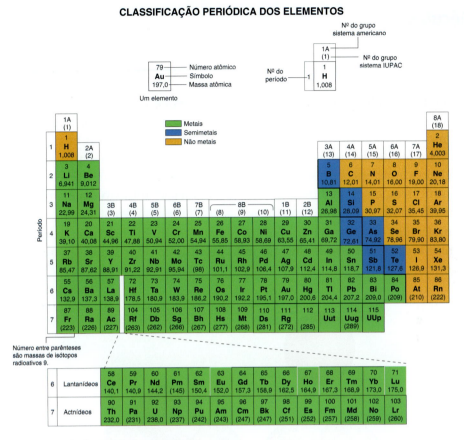

Figura 3–2 A tabela periódica dos elementos.

Átomos

Átomos são as unidades estruturais que constituem os elementos. Eles são partículas das quais toda matéria é composta. Cada elemento é composto por um único tipo de átomo que ainda conserva, ou fixa, as propriedades desse elemento.

Os átomos de cada elemento têm a estrutura diferente dos átomos de todos os demais elementos. As diferenças estruturais dos 100 átomos diferentes são responsáveis pelos 100 elementos e suas propriedades distintas. Todos os átomos do mesmo elemento são idênticos. Eles não podem ser divididos em substâncias mais simples por meios químicos comuns. Os átomos são formados por partículas subatômicas: os prótons têm carga elétrica positiva; os elétrons, uma carga negativa; e os nêutrons não têm carga. (Figura 3–3). O número de prótons em um átomo é igual ao número de elétrons.

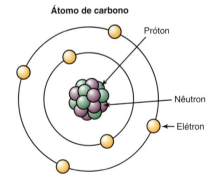

Figura 3–3 Um átomo é constituído por elétrons com carga negativa, prótons com carga positiva e nêutrons, partículas sem carga. Os prótons e nêutrons encontram-se no núcleo do átomo, os elétrons em órbita, ao redor do núcleo.

Moléculas

Uma **molécula** é formada pela união química de dois ou mais átomos. Existem dois tipos de moléculas:

1. As **moléculas-elemento**, ou simplesmente elementos, podem ser constituídas de átomos individuais ou dois átomos do mesmo elemento, que são unidos quimicamente (Figura 3–4). O hélio é um elemento usado nas bexigas vendidas nos parques de diversão e não está ligado quimicamente a outro elemento. O oxigênio atmosférico, presente no ar que respiramos, é a molécula elementar O_2. Na atmosfera, o ozônio que nos protege da radiação ultravioleta é uma molécula formada do mesmo elemento, O_3.
2. As **moléculas compostas** e compostos iônicos, também chamadas compostos, são combinações químicas de dois ou mais átomos de diferentes elementos unidos quimicamente. (Figura 3–5).

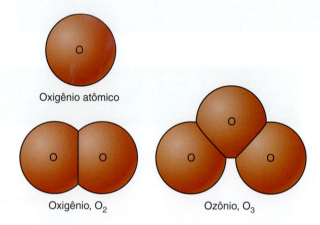

Figura 3–4 Moléculas-elementares.

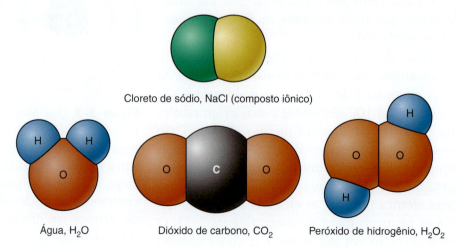

Figura 3–5 Moléculas compostas.

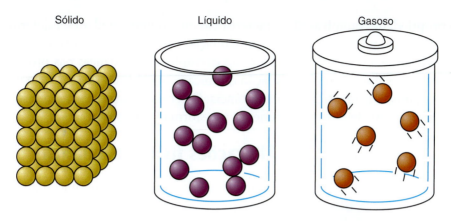

Figura 3–6 Os estados da matéria: sólido, líquido e gasoso.

Estados da matéria

Toda matéria existe em uma das três formas físicas diferentes: sólida, líquida ou gasosa. Essas três formas físicas são chamadas estados da matéria. A diferença dessas formas depende da temperatura e do grau de associação entre as moléculas (Figura 3–6).

Como a maioria das outras substâncias, a água (H_2O) pode existir nesses três estados, dependendo de sua temperatura. O gelo se transforma em água quando derrete, e a água se transforma em vapor quando ferve. A forma da água é diferente em função de uma alteração de estado físico, mas ela ainda é água. Isto é, ela não se transforma em uma substância química diferente. Ela é mesma substância, em uma forma física diferente. Isso é chamado **transformação física**.

Os três diferentes estados da matéria possuem as seguintes características:

Os *sólidos* possuem tamanho (volume) e formato definidos. O gelo é um exemplo de sólido. Ele possui tamanho e formato definidos. O gelo é a água sólida em uma temperatura abaixo de 0 °C.

Os *líquidos* possuem tamanho (volume) definido, mas formato indefinido. O líquido assume o formato do recipiente em que está contido. A água é um exemplo de líquido. Ela possui tamanho definido, mas formato não definido. A água é líquida na temperatura entre 0 e 100 °C.

Os *gases* não possuem tamanho (volume) nem formato definidos. O vapor é um exemplo de gás. Ele não possui tamanho nem formato definidos. O vapor é a água gasosa em uma temperatura acima de 100 °C.

Propriedades físicas e químicas

Cada substância possui propriedades físicas e químicas exclusivas que permitem sua identificação.

As **propriedades físicas** são características que podem ser determinadas *sem uma reação química* e que não causam alteração química na identidade da substância. Elas incluem cor, odor, peso, densidade, gravidade específica, ponto de fusão, ponto de ebulição e dureza.

As **propriedades químicas** são características que somente podem ser determinadas com uma reação química e que causam alteração química na identidade da substância. A ferrugem e a queima da madeira são exemplos de mudanças nas propriedades químicas. Nesses dois exemplos, a reação química conhecida como oxidação cria uma alteração química na identidade da substância. O ferro é quimicamente transformado em ferrugem e a madeira é quimicamente transformada em cinza.

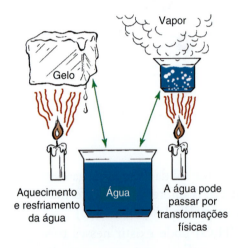

Figura 3–7 Transformações físicas.

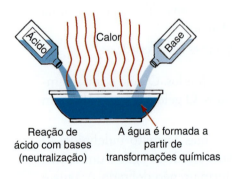

Figura 3–8 Transformações químicas.

Alterações físicas e químicas

A matéria pode ser alterada de duas maneiras: física e quimicamente.

1. Uma transformação física é a mudança na forma ou propriedades físicas de uma substância, sem reação química ou formação de uma nova substância. Nenhuma reação química está envolvida e nenhuma substância química nova é formada. A mudança no estado da matéria é um exemplo de alteração física. O gelo sólido passa por uma mudança física quando derrete e se transforma em água líquida (Figura 3–7).

2. Uma **transformação química** é a mudança na composição química de uma substância, na qual uma ou mais substâncias novas são formadas e assumem propriedades diferentes da original. Ela resulta de uma reação química (Figura 3–8). Como descrito previamente (ferro em ferrugem, madeira em cinza), a oxidação é um exemplo de reação química que causa alteração química.

Propriedades dos elementos comuns, compostos químicos e misturas físicas

A familiaridade com as propriedades de alguns dos elementos comuns, compostos químicos e **misturas físicas** pode ajudar a entender as ações de certos cosméticos. Os **compostos químicos** são combinações entre dois ou mais átomos de diferentes elementos, unidos quimicamente com uma composição química fixa, proporções definidas e propriedades distintas.

O **hidrogênio** (H) é o elemento mais leve. Quando dois átomos são combinados para formar a molécula de H_2, resultam em um gás incolor, inodoro e insípido. Ele é encontrado na combinação química com oxigênio, formando a molécula de água, e com outros elementos, como o carbono, formando a maioria das substâncias orgânicas. O hidrogênio H_2 é inflamável e explosivo quando misturado com o ar.

O **oxigênio** (O), é o elemento mais abundante encontrado na Terra. Quando dois átomos são combinados para formar a molécula de O_2, resultam em um gás incolor, inodoro e insípido. Ele constitui cerca da metade da crosta terrestre, metade das rochas, 20% do ar e 90% da água. Ele se combina com outros elementos para formar uma variedade infinita de compostos chamados óxidos. Uma das principais características químicas desse elemento é sua capacidade de alimentar a combustão.

O **nitrogênio** (N) é um elemento abundante na Terra. Quando dois átomos são combinados para formar a molécula de N_2, resultam em um gás incolor. Ele compõe cerca de 4/5 de nossa atmosfera e é encontrado principalmente na forma de proteínas, amônia e nitratos.

O **ar** é a mistura gasosa que compõe a atmosfera da Terra. É inodoro, incolor e geralmente consiste de cerca de 1 parte de oxigênio e 4 de nitrogênio por volume. Ele também contém uma pequena quantidade de dióxido de carbono, amônia e matéria orgânica, todos essenciais para a vida das plantas e dos animais.

A **água** (H_2O) é a mais abundante de todas as substâncias, constituindo aproximadamente 75% da superfície da Terra e 65% do corpo humano. Raramente a água é pura. A água de fontes naturais contém minerais dissolvidos, bactérias e outras substâncias.

Ela constitui grande parte da pele. Todas as células precisam de água para viver; até mesmo as células da camada superior da pele, que estão morrendo, contém água. A água também é o ingrediente cosmético usado com mais frequência. Ela repõe a umidade da superfície da pele e ajuda a manter outros ingredientes na solução e a espalhar os produtos na pele.

O **peróxido de hidrogênio** (H_2O_2), um composto químico de hidrogênio e oxigênio, é um líquido incolor com odor característico e sabor ligeiramente ácido. Seu nome popular é água oxigenada; o peróxido de 20 volumes é uma solução de concentração de 6% usada como revelador nas tinturas para cabelo; o de 10 volumes é uma solução de 3%.

Potencial de hidrogênio (pH)

O **pH** (potencial de hidrogênio) de uma substância expressa acidez ou basicidade e é medido em uma escala de 0 a 14. Os **ácidos** são substâncias com pH abaixo de 7, sabor azedo e tornam vermelho o papel tornassol azul. Quanto mais baixo o pH, maior o grau de acidez. As **bases** ou compostos alcalinos têm um pH acima de 7, sabor amargo e tornam azul o papel tornassol vermelho. Quanto mais alto o pH, maior o grau de alcalinidade (Figura 3–9).

O pH natural da pele é 5,5; portanto, embora o pH de 7 seja neutro para a água, o pH de 5,5 é considerado neutro para a pele.

A pele produz sebo e suor e, em sua superfície, é formada uma barreira conhecida como **manto ácido**. Esse manto é uma barreira protetora contra certas formas de bactérias e microrganismos, e pode ser importante no processo natural de des-

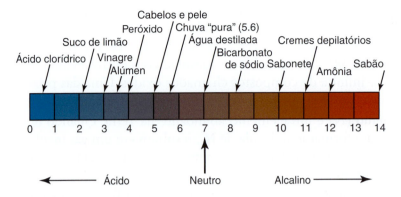

Figura 3–9 A escala do pH.

> #### ❓ Você sabia?
>
> A escala do pH é uma **escala logarítmica**. Isso significa que, nessa escala, a mudança de um número inteiro representa uma mudança de dez vezes no pH. Um pH de 8 é dez vezes mais alcalino que um pH de 7. Uma mudança de dois números inteiros indica uma mudança de 10 vezes 10, isto é, de 100 vezes. Um pH de 9 é cem vezes mais alcalino que um pH de 7.

camação e renovação da pele. Embora o pH do manto ácido varie entre as pessoas, a média é de 5,5. Quando a pele é exposta a um pH alto ou baixo, pode ocorrer inflamação. Os ácidos mais fortes, como o sulfúrico, podem produzir queimaduras químicas que destroem a epiderme. Da mesma forma, substâncias altamente alcalinas (ou básicas) como o sabão em barra, também podem produzir inflamação e, em alguns casos, queimaduras químicas. Obviamente, essas substâncias ácidas e alcalinas nunca são usadas nos serviços estéticos.

Mesmo em níveis que não sejam tão severos, as variações extremas no pH podem danificar a função de barreira da pele e causar irritação. Os agentes de tamponamento são frequentemente adicionados aos produtos de cuidados com a pele para manter o pH no nível correto, a fim de produzir o efeito desejado e ao mesmo tempo manter a segurança do produto e impedir a irritação da pele. É por esse motivo que é importante que o esteticista conheça a química dos produtos e os selecione com base no tipo e nas condições da pele que está sendo tratada.

Reações químicas

Dois tipos de reações químicas são importantes para os esteticistas, porque explicam como os produtos para os cuidados com a pele funcionam. Elas são as **reações de neutralização de ácido-base** e as **reações de oxirredução (redox)**.

Reações de neutralização ácido-base

As **reações de neutralização ácido-base** ocorrem quando um ácido é misturado com uma base, também chamada substância alcalina, em proporções iguais para neutrali-

FUNDAMENTOS DA QUÍMICA ▪ **CAPÍTULO 3**   **87**

zar um ao outro e formar água e um sal. Por exemplo, o ácido clorídrico (HCl) reage com o hidróxido de sódio (NaOH) para formar o cloreto de sódio (NaCl), o sal de mesa comum e a água.

Reações de oxirredução (redox)

As **reações de oxirredução (redox)** são um dos tipos mais comuns de reações químicas; prevalece em todas as áreas da química.

Muitas reações de oxirredução envolvem a presença de oxigênio, mas nem todas. **Oxidação** é a perda de elétrons por uma substância, enquanto redução é o ganho de elétrons por uma substância. O processo químico sempre envolve os dois tipos de substâncias, aquela que perde e aquela que ganha elétrons.

Quando uma substância é colocada na presença de oxigênio, ela oxida; por exemplo, a ferrugem se forma quando o oxigênio é colocado na presença de ferro. A oxidação transforma quimicamente o ferro em óxido de ferro.

> ### ✍ Recursos da web
>
> Para ver atividades divertidas de química, visite os seguintes sites (em inglês):
>
> http://www.chem4kids.com (este não é só para crianças!)
>
> http://en.wikipedia.org
>
> http://www.yasoo.com
>
> http://www.quia.com

A oxidação não pode ocorrer sem uma **redução**. Uma vez que a oxidação e a redução sempre ocorrem ao mesmo tempo, elas também são chamadas de **reações redox**. A mesma reação de oxidação que faz o ferro enferrujar também faz que o oxidante (oxigênio atmosférico) seja reduzido.

Combustão é a oxidação rápida de qualquer substância, acompanhada pela produção de calor e luz. Acender um fósforo é um exemplo de outra oxidação rápida. Não é possível ter fogo sem oxigênio.

O esteticista aprende sobre o processo de oxidação usando os **antioxidantes** nos produtos para cuidados com a pele. Os antioxidantes são usados para estabilizar esses produtos, prevenindo ou retardando a oxidação que, de outra forma, faria o produto estragar e se tornar rançoso.

Antioxidante é uma substância que inibe, por exemplo, a oxidação de componentes de um produto cosmético. Os componentes são substâncias orgânicas naturais ou sintéticas. Alguns antioxidantes, como as vitaminas A, C e E, podem ser aplicadas topicamente com os produtos ou ingeridas, para melhorar as funções saudáveis do corpo.

Os antioxidantes impedem a oxidação porque neutralizam os **radicais livres**. Esses radicais são "superoxidantes" que causam uma reação de oxidação e produzem um novo radical livre no processo. Por serem criados por átomos e moléculas altamente reativos (frequentemente de oxigênio) que possuem um número desemparelhado de elétrons, os radicais livres são instáveis. Eles procuram parceiros e, ao roubar elétrons de outras moléculas, começam a danificar os processos químicos do corpo e enfatizar o processo de oxidação. Se isso não for corrigido, eles criam inflamação, danificam o DNA e acabam causando doenças e morte. Um radical livre pode **oxidar** milhões de outras substâncias. Os antioxidantes combatem os radicais livres e interrompem a continuidade da reação de oxidação.

Química aplicada aos cosméticos

Para atender melhor ao cliente, o esteticista deve conhecer a composição química, a preparação e os usos de cosméticos projetados para limpar e embelezar a pele. A maioria dos produtos que o esteticista usa são soluções, suspensões e emulsões.

Soluções, suspensões e emulsões

Soluções, suspensões e emulsões são misturas físicas de duas ou mais substâncias diferentes (Tabela 3–1). A distinção entre as soluções, suspensões e emulsões depende do tamanho das partículas e da solubilidade dos componentes. É muito importante destacar que nas misturas de substâncias não ocorrem reações químicas para que se mantenham a identidade de cada uma.

Tabela 3–1 Soluções, suspensões e emulsões

Soluções	Suspensões	Emulsões
Miscível	Ligeiramente miscível	Imiscível
Não surfactante	Não surfactante	Surfactante
Partículas pequenas	Partículas grandes	Partículas maiores
Normalmente transparente	Normalmente turvo	Normalmente uma cor sólida
Mistura estável	Mistura instável	Estabilidade limitada
Solução de peróxido de hidrogênio	Loção de calamina	Xampus e condicionadores

Soluções

As **soluções** são misturas uniformes de duas ou mais substâncias miscíveis entre si. **Soluto** é qualquer substância que é dissolvida por um solvente para formar uma solução. **Solvente** é qualquer substância que dissolve o soluto para formar uma solução.

Líquidos **miscíveis** são solúveis entre si. A água e o álcool são exemplos de líquidos miscíveis (que podem ser misturados). Os líquidos **imiscíveis** não são mutuamente solúveis (Figura 3–10). A água e o óleo são exemplos de líquidos imiscíveis (que não podem ser misturados). Provavelmente você já ouviu que "água e óleo não se misturam".

As soluções contêm partículas do tamanho de uma pequena molécula, que são invisíveis a olho nu. Normalmente elas são transparentes, mas podem ser coloridas. As soluções não se separam quando deixadas em repouso. A água salgada é uma solução de um sólido dissolvido em um líquido. A água é o solvente que dissolve o sal e o mantém na solução. Ar, água salgada e peróxido de hidrogênio são exemplos de soluções.

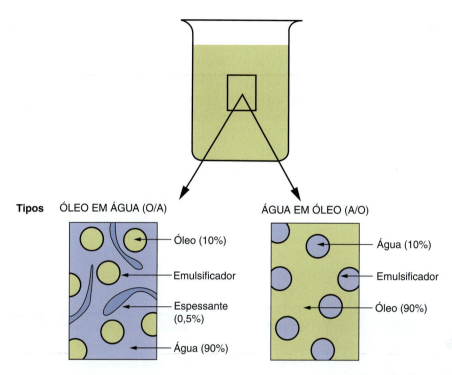

Figura 3-10 Óleo em água (lado esquerdo). Água em óleo (lado direito).

Suspensões

Suspensões são misturas uniformes de duas ou mais substâncias. Elas diferem das soluções em razão do tamanho das partículas. As suspensões contêm partículas maiores que as soluções. As partículas de uma suspensão são grandes o suficiente para serem visíveis a olho nu. As suspensões normalmente não são transparentes e podem ser coloridas. Elas têm a tendência de se separar com o tempo.

Molhos para salada com óleo e vinagre são exemplos de uma suspensão, na qual o óleo fica suspenso no vinagre. Esses molhos se separam quando deixados em repouso e devem ser bem agitados antes do uso. Molhos de salada, tinta e *spray* para cabelo em aerossol são exemplos de suspensões.

Emulsões

Emulsões são suspensões (misturas) de duas ou mais substâncias imiscíveis. Com a ajuda de um emulsificante, ela se torna uma mistura homogênea. O termo emulsificar significa "formar uma emulsão", que é uma suspensão de um líquido disperso em outro. Embora as emulsões tendam a se separar com o tempo, uma emulsão adequadamente formulada, quando armazenada corretamente, tende a ficar estável por cerca de 3 anos. Sem a dispersão adequada, as emulsões podem se tornar instáveis com o passar do tempo e quebrar (separar) em duas camadas insolúveis. Quando isso ocorre, normalmente é devido a alterações no pH pelo ataque de microrganismos, e a emulsão deve ser descartada.

Surfactantes

Os **surfactantes** são usados para emulsificar o óleo e a água, a fim de criar uma emulsão. A palavra surfactante é acrônimo para sur*face* ac*tive* ag*ent* (agente ativo da superfície). Os surfactantes podem umedecer a pele e dispersar o óleo na água. Uma molécula de surfactante possui duas partes distintas que tornam possível a emulsificação do óleo e da água (Figura 3–11). Uma extremidade de uma molécula de

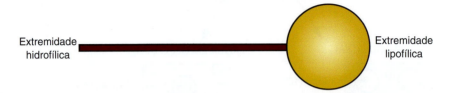

Extremidade hidrofílica

Extremidade lipofílica

Figura 3–11 Uma molécula de surfactante.

surfactante é **hidrofílica** (une-se à água) e a outra é **lipofílica** (une-se ao óleo). Como "semelhante dissolve semelhante", a extremidade hidrofílica se dissolve na água, e a lipofílica se dissolve no óleo. Assim, uma molécula de surfactante se dissolve no óleo e na água e os une para formar uma emulsão.

A maioria dos produtos para os cuidados com a pele são emulsões de óleo e água. Dois tipos de emulsões são usados em preparações cosméticas: óleo em água (O/A) e água em óleo (A/O). Quando se trata de um hidratante, a finalidade da emulsão é aplicar uma camada uniforme da fase oleosa sobre a pele. Uma vez que o contato com a pele é efetuado, a fase oleosa fina é depositada na superfície. Essa fase age como um lubrificante externo para suavizar e proteger a superfície da epiderme. A fase da água restaura o teor de umidade natural da epiderme, tornando a pele macia e suave. Portanto, a água da emulsão age como um lubrificante interno. Uma vantagem das emulsões O/A é que são facilmente removidas com água. Uma loção de limpeza O/A, por exemplo, pode ser facilmente removida com um algodão ou esponja úmidos.

A emulsão O/A é frequentemente um líquido leitoso e fino, embora os espessantes possam ser adicionados para formar um gel ou um creme mais grosso. Elas incluem loções hidratantes, para limpeza e bronzeadores.

> **Você sabia?**
>
> Os sabonetes foram os primeiros surfactantes. Há mais de 5 mil anos, eles eram feitos com a fervura de óleo ou gordura animal e cinzas de madeira. Os sabonetes modernos são feitos de gorduras ou óleos animais, vegetais ou sintéticos por meio de um processo chamado saponificação. Eles podem ser altamente alcalinos e, quando combinam com minerais contendo cálcio ou magnésio na água, formam uma película insolúvel e indesejável. Os surfactantes sintéticos modernos são líquidos e produzidos a partir do petróleo. Eles não são produzidos por reação de saponificação, superam essas desvantagens e são superiores aos sabonetes em barra. Hoje em dia, com as políticas de ética e proteção contra sacrifício animal, as empresas não usam matéria-prima animal, somente vegetal. Em contrapartida, o petróleo é um recurso limitado. Por isso, investem em sustentabilidade.

Emulsão de óleo em água (O/A)

Em uma **emulsão de óleo em água (O/A)**, as gotículas de óleo são dispersas na água e são cercadas por surfactantes cujas "caudas" (extremidade lipofílica) apontam para dentro e "cabeças" (extremidade hidrofílica) apontam para fora, o que mantém o óleo disperso na água. Nas emulsões O/A, a água é a fase contínua ou externa e o óleo é a descontínua ou interna (Figura 3–12). Normalmente, elas contêm uma pequena quantidade de óleo e mais água. Os salões usam principalmente as emulsões O/A.

A maionese é uma emulsão O/A de dois líquidos imiscíveis. Embora o óleo e a água sejam imiscíveis, a gema do ovo na maionese emulsifica o óleo e o dispersa uniformemente na água. Sem a gema como agente emulsificante, o óleo e a água iriam se separar em duas camadas inso-

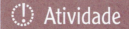

Atividade

Provavelmente você já ouviu que "água e óleo não combinam". Coloque água em um copo e depois adicione um pouco de óleo de cozinha (ou de outro tipo). O que acontece? Misture a água rapidamente com uma colher e depois observe por um ou dois minutos. O que acontece com o óleo?

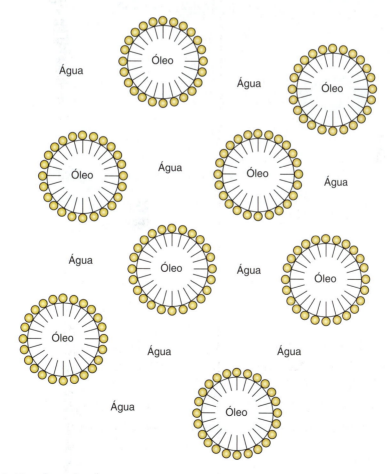

Figura 3–12 Emulsão de óleo em água.

lúveis. A maionese não se separa quando deixada em repouso. A maioria das loções e cremes usados pelo esteticista são emulsões O/A. Maionese, hidratantes, produtos para limpeza da pele e sabonetes são exemplos de emulsões O/A.

Emulsão de água em óleo (A/O)

Em uma **emulsão de água em óleo (A/O)**, as gotículas de água são dispersas no óleo, cujas são cercadas por surfactantes cujas "caudas" (extremidade lipofílica) apontam para dentro e "cabeças" (extremidade hidrofílica) apontam para fora, o que mantém o óleo disperso na água. Nas emulsões O/A, a água é a fase contínua ou externa, e o óleo é a descontínua ou interna (Figura 3–13).

Normalmente elas contêm uma pequena quantidade de óleo e quantidade maior de água. As emulsões A/O são mais pesadas, gordurosas e resistentes à água que as O/A, porque o óleo está na fase externa. Essas emulsões removem a sujeira e ajudam a impedir a perda de umidade da pele. Os exemplos incluem cremes para limpeza, hidratantes noturnos, cremes para massagem, produtos para bebês, para pentear e *cold creams*.

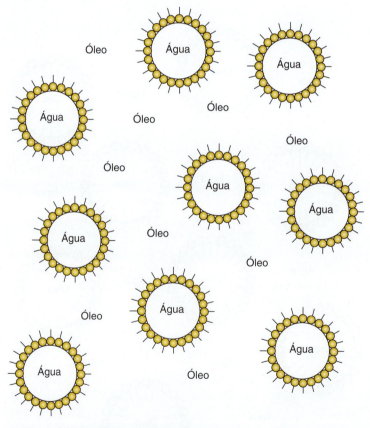

Figura 3–13 Emulsão de água em óleo.

Questões de revisão

1. Defina química.
2. Qual é a diferença entre a química orgânica e a inorgânica?
3. Defina matéria.
4. Quais são as diferenças entre sólidos, líquidos e gases?
5. Defina elemento.
6. O que são átomos?
7. Defina molécula.
8. Qual é a diferença entre um composto e uma mistura?
9. O que são propriedades físicas? Em que são diferentes das propriedades químicas?
10. Como a matéria pode ser transformada? Dê um exemplo de cada tipo de transformação.
11. Descreva hidrogênio, oxigênio e nitrogênio.
12. Qual é a importância da água nos cuidados com a pele?
13. Defina pH. Por que você precisa saber o pH dos produtos com os quais trabalha?
14. Defina oxidação e redução.
15. Explique as diferenças entre soluções, suspensões e emulsões.
16. Explique a estrutura dos dois tipos de produtos de emulsão usados nos cuidados com a pele.

Glossário do capítulo

ácidos: substâncias que têm pH abaixo de 7, sabor azedo e tornam vermelho o papel tornassol azul.

água: a mais abundante de todas as substâncias, constituindo aproximadamente 75% da superfície da Terra e 65% do corpo humano.

antioxidantes: combatem os radicais livres. Podem ser substâncias como vitaminas e são usados como ingredientes dos cosméticos. Também inibem a oxidação. São usados tanto para ajudar a condicionar a pele quanto para interromper as reações de oxidação que torna os produtos ranços e os estraga.

ar: mistura gasosa que compõe a atmosfera da Terra. É inodoro, incolor e geralmente consiste de cerca de 1 parte de oxigênio e 4 de nitrogênio por volume.

átomos: menores unidades da matéria. A combinação de diferentes átomos leva à diferentes substâncias.

bases: também chamadas substâncias alcalinas; têm pH acima de 7, sabor amargo e tornam azul o papel tornassol vermelho.

combustão: oxidação rápida de qualquer substância, acompanhada pela produção de calor e luz. Pode ou não usar oxigênio.

compostos químicos: combinação entre dois ou mais átomos de diferentes elementos unidos quimicamente com uma composição química fixa, proporções definidas e propriedades distintas.

elemento: forma mais simples da matéria; não pode ser dividido em uma substância mais simples sem a perda da identidade; conjunto de átomos com as mesmas propriedades.

emulsão de água em óleo (A/O): gotículas de água dispersadas em um óleo.

emulsão de óleo em água (O/A): gotículas de óleo dispersadas em água com a ajuda de um agente emulsificante.

emulsões: misturas de duas ou mais substâncias imiscíveis, com a ajuda de um emulsificante.

escala logarítmica: método para exibir dados em múltiplos de 10.

hidrofílica: capaz de combinar com a água ou atraí-la.

hidrogênio: molécula formada por 2 átomos de hidrogênio (H_2). É um gás incolor, insípido e muito inflamável.

imiscíveis: que não podem ser misturados.

lipofílica: que tem afinidade ou atração com a gordura e os óleos.

manto ácido: lipídeos e secreções protetores sobre a pele.

matéria: qualquer substância que ocupe espaço e tenha massa (peso).

miscíveis: que podem ser misturados com outro líquido em qualquer proporção, sem se separar.

misturas físicas: combinações de duas ou mais substâncias, que não estão unidas quimicamente. A mistura pode ocorrer sem uma composição fixa e em qualquer proporção. Se não há transformação química, não há perda da identidade das substâncias.

molécula: combinação química de dois ou mais átomos.

moléculas compostas: combinações químicas de dois ou mais átomos de elementos diferentes.

moléculas-elemento: combinações químicas de dois ou mais átomos do mesmo elemento.

nitrogênio: molécula formada por 2 átomos de nitrogênio (N_2). É um gás incolor que compõe 4/5 do ar na atmosfera.

oxidação: reação química que ocorre por transferência de elétrons. Algumas das reações de oxidação combinam um elemento ou uma substância com o oxigênio para produzir um óxido.

oxidar: transferir elétrons para uma substância ou combinar uma substância com o oxigênio.

oxigênio: elemento mais abundante na Terra. A molécula de oxigênio, O_2, é formada pela combinação de dois átomos de oxigênio.

peróxido de hidrogênio: composto químico formado por hidrogênio e oxigênio; um líquido incolor com odor característico e sabor ligeiramente ácido.

pH: forma de expressar a acidez, neutralidade e basicidade de uma substância.

propriedades físicas: características intrínsecas das substâncias que podem ser determinadas sem reação química e que não causam alteração química na identidade das substâncias.

propriedades químicas: características que somente podem ser determinadas com uma reação química e que causam alteração química na identidade da substância.

química: ciência que trata da composição, estruturas e propriedades da matéria e suas modificações sob condições diferentes.

química inorgânica: ramificação da química que trata dos elementos que não contêm carbono.

química orgânica: estudo de substâncias que contêm carbono.

radicais livres: "superoxidantes" que causam uma reação de oxidação e produzem novo radical livre nesse processo; são criados por átomos ou moléculas altamente reativos (frequentemente o oxigênio) que possuem um número desparelhado de elétrons; são instáveis e podem danificar o DNA, causando inflamação e doença.

reações de neutralização ácido-base: quando um ácido é misturado a uma base, também chamada substância alcalina, em proporções iguais para neutralizar um ao outro e formar água (H_2O) e um sal.

FUNDAMENTOS DA QUÍMICA ▪ **CAPÍTULO 3** **95**

reações de oxirredução (redox): um dos tipos mais comuns de reações químicas; prevalece em todas as áreas da química. As reações de oxirredução ocorrem por transferência de elétrons. Por exemplo, quando o oxigênio é adicionado a uma substância, ela oxida; a ferrugem se forma quando o oxigênio entre em contato com o ferro.

reações redox: oxidação e redução que acontecem ao mesmo tempo.

redução: reações que envolvem a transferência de elétrons para uma substância. Algumas reações de redução podem envolver a perda de oxigênio.

soluções: misturas uniformes de duas ou mais substâncias miscíveis entre si.

soluto: substância que é dissolvida por um solvente para formar uma solução.

solvente: substância que dissolve outra para formar uma solução.

surfactantes: agentes ativos que reduzem a tensão da superfície entre a pele e o produto, para aumentar a capacidade de espalhá-lo. Também permitem que a água e o óleo se misturem. Os detergentes e agentes emulsificantes são exemplos de substâncias surfactantes.

suspensões: estados nos quais as partículas sólidas são distribuídas ao longo de um meio líquido. Misturas uniformes de duas ou mais substâncias. Diferem das soluções em razão do tamanho das partículas

transformação física: mudança de estado físico de uma substância, sem reação química ou formação de uma nova substância.

transformação química: alteração na composição química de uma substância, na qual uma ou mais substâncias novas são formadas e assumem propriedades diferentes da original.

capítulo 4

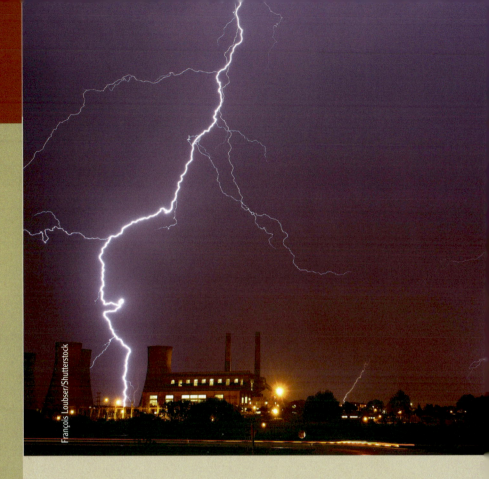

Fundamentos da eletricidade

Revisão técnica: Leandro Giavarotti

TÓPICOS DO CAPÍTULO 4

- Eletricidade
- Segurança de equipamentos elétricos
- Eletroterapia
- Ondas/raios de luz

“Os esteticistas usam a eletricidade para aperfeiçoar seu trabalho com a pele. A eletricidade alimenta todas as nossas máquinas, incluindo as de corrente galvânica, alta frequência, vaporizadores, microdermoabrasão, microcorrente, lupas e muitas outras.

Todo o processo de trabalho também exige bastante eletricidade, quando pensamos nos secadores de cabelos, chapinhas, lâmpadas, ar-condicionado, água quente e até alguns carros. Então, o que realmente acontece quando pressionamos o interruptor para acender a luz? Neste capítulo, exploraremos as noções básicas da eletricidade e entenderemos como usar os aparelhos elétricos com segurança (Figura 4–1).”

Objetivos de aprendizagem

Ao concluir este capítulo, você será capaz de:

- Definir a natureza da eletricidade e os dois tipos de corrente elétrica.

- Descrever os quatro tipos de eletroterapia e seus usos.

- Explicar a radiação eletromagnética e o espectro visível da luz.

- Descrever os raios usados no tratamento pela luz e seus benefícios.

- Descrever o que significa a sigla *laser*.

Termos-chave

ampere (A)   102

anaforese   106

ânodo   105

cataforese   106

cátodo   105

circuito completo   100

comprimento de onda   110

condutor   100

conversor   101

corrente alternada (CA)   101

corrente contínua (CC)   101

corrente elétrica   100

corrente farádica   107

corrente galvânica   106

corrente sinusoidal   107

corrente Tesla de alta frequência   108

desincrustação   107

disjuntor   103

eletricidade   100

eletrodo   105

eletrodo ativo   106

eletrodo inativo   106

eletroterapia   104

fototerapia   112

fototermólise   114

fusível   103

iontoforese (ionização)   106

isolante ou não condutor   100

kilowatt (K)   103

laser   113

luz azul   113

luz branca   113

luz vermelha   113

luz visível   110

microcorrente   107

miliampere   102

modalidades   104

ohm (O)   103

plugue elétrico   103

polaridade   105

radiação eletromagnética   110

raios infravermelhos   112

raios ultravioleta (UV)   111

retificador   102

terapia pela luz   112

volt (V)   102

watt (W)   103

Eletricidade

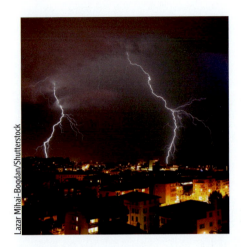

Figura 4–1 Eletricidade.

Já fornecemos uma visão geral da química e faremos o mesmo com a eletricidade, porque ela também cumpre uma função importante em seu trabalho. Os raios em uma noite de tempestade também são efeitos da eletricidade. Se você não encaixa corretamente um aparelho elétrico na tomada e isso produz uma faísca, este é outro efeito da eletricidade. Você não está "vendo" realmente a eletricidade, mas seus efeitos o cerca. A eletricidade não ocupa espaço nem tem propriedades físicas ou químicas; portanto, ela não é matéria. Se não é matéria, o que é então? A **eletricidade** é uma forma de energia que, quando está em movimento, exibe efeitos magnéticos, químicos ou térmicos; um fluxo de elétrons. Ela é um fluxo de elétrons, que são partículas de carga negativa que giram ao redor dos átomos como um enxame de abelhas.

Uma **corrente elétrica** é o fluxo da eletricidade ao longo de um condutor. Todas as substâncias podem ser classificadas como condutoras ou isolantes, dependendo da sua facilidade para transmitir a corrente elétrica.

Um **condutor** é qualquer substância que transmita a eletricidade facilmente. A maioria dos metais são bons condutores. O cobre é um condutor particularmente bom e é usado nos cabeamentos e motores elétricos. Os componentes iônicos da água a tornam uma boa condutora. Isso explica por que não se deve nadar em um lago durante uma tempestade elétrica.

Um **isolante ou não condutor** é uma substância que não transmite a eletricidade facilmente. Borracha, seda, madeira, vidro e cimento são ótimos isolantes. Os cabos elétricos são constituídos de fios de metal trançados (condutor) coberto por borracha (isolante). Um **circuito completo** é o caminho de uma corrente elétrica desde a fonte geradora, passando pelos condutores e voltando à fonte original (Figura 4–2).

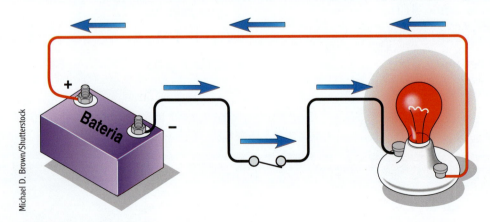

Figura 4–2 Um circuito elétrico completo.

ⓘ Você sabia?

As usinas hidrelétricas (energia gerada pela água) constituem a maior fonte de energia renovável produzida. Essas usinas dependem de um dique que acumula a água e cria um lago enorme, conhecido como reservatório. A água vem da chuva, obviamente, e percorre os lençóis freáticos, riachos, correntezas e rios.

Quando as portas do dique se abrem, a água flui do reservatório para a tubulação. Ao entrar nessa tubulação e acumular pressão, a água gira uma turbina (um enorme disco com lâminas) que está encaixada em um gerador. As lâminas da turbina giram com uma série de ímãs que ficam dentro do gerador. Ímãs gigantescos giram até espirais de cobre, produzindo a corrente alternada (falaremos mais sobre isso adiante) ao mover os elétrons. A corrente alternada (CA) é convertida em uma corrente de tensão mais alta por um transformador. Dessa usina partem grandes fios que se tornam os cabos de energia, e a corrente elétrica que passa por eles alimenta a comunidade com a eletricidade (Figura 4–3).

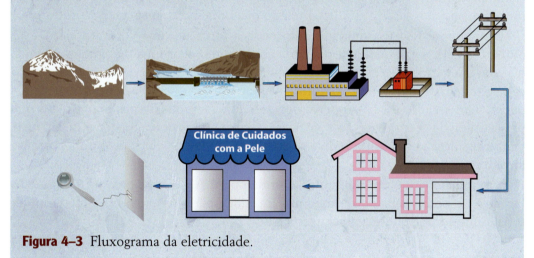

Figura 4–3 Fluxograma da eletricidade.

Tipos de corrente elétrica

Existem dois tipos de corrente elétrica.

Corrente contínua (CC) é uma corrente constante e de fluxo uniforme que se desloca apenas em uma direção. Lanternas, celulares e ferramentas elétricas sem fio usam a corrente contínua produzida pelas baterias. A bateria de seu carro armazena energia elétrica. Sem ela, o carro não dá a partida.

Conversor é o aparelho que transforma a corrente contínua em corrente alternada. Alguns carros têm conversores que permitem usar aparelhos que normalmente seriam ligados em uma tomada elétrica.

A **corrente alternada (CA)** é uma corrente rápida e interrompida, fluindo primeiro em uma direção e depois na oposta. Essa mudança de direção ocorre 60 vezes por segundo. Os secadores e chapinhas que são ligados nas tomadas usam a corrente alternada produzida por geradores mecânicos.

Um **retificador** é o aparelho que transforma a corrente alternada em corrente contínua. Os carregadores de baterias usam um retificador para converter a CA de uma tomada elétrica na CC necessária para recarregar suas baterias CC.

Medições elétricas

O fluxo de uma corrente elétrica pode ser comparado à água passando por uma mangueira de jardim. Os elétrons individuais passam pelos cabos da mesma maneira que as moléculas de água individuais passam pela mangueira.

O **volt (V)**, ou tensão (termo usado atualmente em vez de voltagem), é a unidade que mede a pressão da força que empurra o fluxo de elétrons para frente através de um condutor, assim como a pressão da água que empurra as moléculas de água ao longo da mangueira (Figura 4–4). Sem pressão, nem água nem elétrons poderiam fluir. A bateria do carro tem 12 volts; as tomadas normais para ligar o secador e a chapinha têm 110 volts; e a maioria dos aparelhos de ar-condicionado e secadoras de roupas funcionam a 220 volts. Uma tensão mais alta indica mais pressão ou força.

Um **ampere (A)** é a unidade que mede a força de uma corrente elétrica (o número de elétrons que fluem por um cabo). Como ocorre na mangueira de água, que deve ser capaz de expandir à medida que a quantidade de água aumenta, o cabo também deve expandir conforme há aumento na quantidade de elétrons (amperes). Um secador de 12 amperes deve ter um cabo duas vezes mais grosso que um secador de 5 amperes; do contrário, o cabo pode superaquecer e pegar fogo. Uma classificação mais alta indica um número maior de elétrons e uma corrente mais forte (Figura 4–5).

Um **miliampere** é um milésimo de um ampere. A corrente para os tratamentos faciais e do couro cabeludo é medida em miliamperes; uma corrente de amperes seria muito forte e poderia machucar a pele.

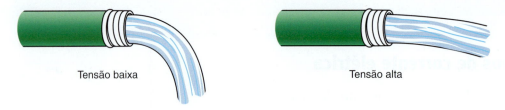

Figura 4–4 Os volts medem a pressão da força que empurra os elétrons para frente.

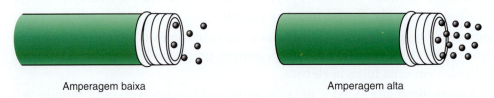

Figura 4–5 Os amperes medem o número de elétrons que fluem ao longo do cabo.

O **ohm (O)** é a unidade que mede a resistência de uma corrente elétrica. A corrente não flui através do condutor a menos que a força (volts) seja mais forte que a resistência (ohms).

Um **watt (W)** é a medição de quanta energia elétrica está sendo usada em um segundo.

Um **kilowatt (K)** corresponde a 1.000 watts. A eletricidade de uma casa é medida em que kilowatts por hora (kwh).

Segurança de equipamentos elétricos

Ao trabalhar com aparelhos elétricos, você sempre deve prestar atenção a sua segurança e também a do cliente. Todos esses equipamentos devem ser inspecionados regularmente para determinar se estão em boas condições de funcionamento. Conexões defeituosas e circuitos sobrecarregados podem resultar em choque elétrico, queimadura ou até mesmo incêndio.

Dispositivos de segurança

Um **fusível** é um dispositivo especial que impede que a corrente excessiva atravesse um circuito. Ele foi projetado para explodir ou derreter quando o cabo se torna muito quente porque o circuito está sobrecarregado com um excesso de corrente (isto é, muitos aparelhos ligados ou equipamento com defeito). Para restabelecer o circuito, desconecte o aparelho, verifique todas as conexões e o isolamento e insira um novo fusível (Figura 4–6).

Um **disjuntor** é um interruptor que cessa ou fecha automaticamente um circuito elétrico na primeira indicação de sobrecarga. Os disjuntores substituíram os fusíveis nos circuitos elétricos modernos. Eles possuem todas as suas características de segurança dos fusíveis, mas não precisam ser trocados e podem simplesmente ser reconectados. Seu secador tem um disjuntor no **plugue elétrico**, que serve para proteger você e seu cliente no caso de sobrecarga ou curto-circuito. Quando um disjuntor desliga, você deve desconectar o aparelho e verificar todas as conexões e o isolamento antes de reconectar (Figura 4–7).

O princípio do "aterramento" é outra maneira importante de promover a segurança elétrica. Todos os aparelhos devem ter pelo menos duas conexões elétricas. A conexão "viva" fornece a corrente para o circuito. A conexão "terra" completa o circuito e carrega a corrente com segurança, descarregando-a na terra. Para aumentar a proteção, alguns aparelhos

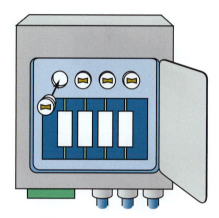

Figura 4–6 Caixa de fusíveis.

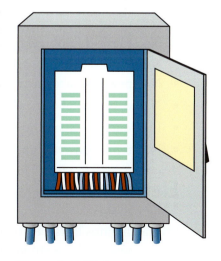

Figura 4–7 Disjuntor.

têm uma terceira conexão elétrica redonda, que fornece um aterramento adicional. Esse aterramento extra serve para garantir um caminho seguro para a eletricidade, se o primeiro falhar ou não estiver corretamente conectado. Os aparelhos com o terceiro pino redondo oferecem mais proteção para você e seu cliente (Figura 4–8).

Diretrizes de segurança no uso de equipamentos elétricos

Uma atenção detalhada à segurança elétrica ajuda a eliminar acidentes e garantir a satisfação do cliente. Os seguintes lembretes ajudarão a garantir o uso seguro da eletricidade.

- Leia todas as instruções com atenção antes de usar qualquer equipamento elétrico.
- Desconecte os aparelhos quando não estiverem em uso.
- Inspecione todos os aparelhos regularmente.
- Mantenha todos os cabos, plugues e equipamentos elétricos em boas condições.
- Use apenas um plugue em cada tomada; a sobrecarga pode causar a queima do disjuntor (Figura 4–9).
- Você e o cliente devem evitar o contato com água e superfícies de metal ao usar a eletricidade; não manuseie o equipamento com as mãos molhadas.
- Não deixe o cliente sozinho quando ele estiver conectado a um aparelho elétrico.
- Mantenha os cabos longe do chão e dos pés das pessoas; isso pode evitar tropeços.
- Não tente limpar as tomadas elétricas quando um aparelho estiver conectado.
- Não toque dois objetos de metal ao mesmo tempo se um deles estiver conectado à corrente elétrica.
- Não pise nos cabos nem coloque objetos sobre eles.
- Não deixe os cabos ficarem torcidos; isso pode causar curto-circuito.
- Desconecte o aparelho puxando-o pelo plugue, não pelo cabo.
- Não tente consertar aparelhos elétricos se você não for um técnico qualificado.

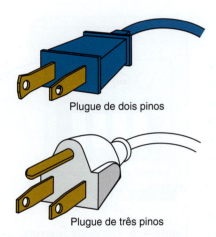

Figura 4–8 Plugues de dois e três pinos.

Eletroterapia

Os tratamentos faciais elétricos são comumente chamados **eletroterapia**. Esses tratamentos são divididos em **modalidades**. Cada modalidade produz um efeito diferente na pele.

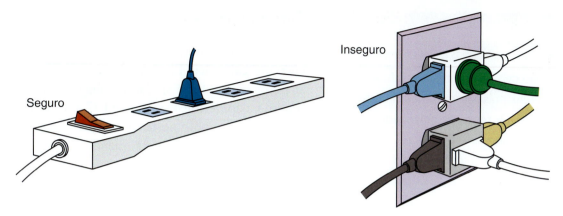

Figura 4–9 Uso seguro e arriscado das tomadas.

Um **eletrodo** é um aplicador que dirige a corrente elétrica da máquina para a pele do cliente. Normalmente, ele é feito de carbono, vidro ou metal. Cada modalidade (exceto o Tesla de alta frequência) exige dois eletrodos – um negativo e um positivo – para conduzir o fluxo da eletricidade pelo corpo.

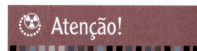

Nunca modifique o cabeamento ou os plugues elétricos para encaixá-los em uma tomada para a qual não tenham sido projetados.

Polaridade

Polaridade indica o polo negativo ou positivo de uma corrente elétrica. Os aparelhos de eletroterapia sempre possuem um polo de carga negativa e um de carga positiva. O eletrodo positivo é chamado **ânodo**. O ânodo é normalmente vermelho e marcado com um "P" ou sinal positivo (+). O eletrodo negativo é chamado **cátodo**. Ele é normalmente preto e marcado com um "N" ou sinal negativo (–). Se os eletrodos não estiverem marcados, os seguintes testes de polaridade podem diferenciá-los.

Mergulhe as duas pontas dos cabos condutores em um copo com água salgada. Gire o seletor do aparelho para a corrente galvânica e aumente a intensidade. Mais bolhas ativas irão se acumular no polo positivo que no negativo.

Outro teste envolve colocar as pontas dos cabos condutores em dois pedaços separados de papel tornassol azul úmido. O papel sob o polo positivo se torna vermelho e o negativo permanece azul. Se você usar o tornassol vermelho, o papel sob o polo positivo permanece vermelho e o negativo torna-se azul.

Modalidades

As quatro principais modalidades usadas na estética são a galvânica, farádica, sinusoidal e Tesla de alta frequência.

> **⊛ Atenção!**
>
> Não deixe as pontas dos cabos encostarem, pois isso causará um curto-circuito. Os testes de polaridade podem ser perigosos e devem ser realizados apenas com a supervisão do instrutor.

Corrente galvânica

A modalidade mais comumente utilizada é a **corrente galvânica**. Ela é usada para desbloquear poros entupidos e ajudar as soluções a penetrarem na epiderme. Essa é uma CC e constante, que possui um polo positivo e outro negativo e produz alterações químicas quando passa pelos tecidos e fluidos do corpo.

A corrente galvânica funciona por meio da criação de duas reações químicas diferentes, dependendo da polaridade (negativa ou positiva) usada (Tabela 4–1). O **eletrodo ativo** é usado na área a ser tratada. O **eletrodo inativo** é o polo oposto do ativo. Os efeitos produzidos pelo polo positivo são exatamente opostos aos do negativo.

> **⊛ Atenção!**
>
> Não use a corrente galvânica negativa na pele com vasos capilares salientes ou condições de acne pustular, ou em clientes com pressão alta ou implantes de metal.

Iontoforese

Iontoforese (ionização) é o termo que descreve um processo de introdução de produtos solúveis em água na pele com o uso da corrente galvânica, originada dos polos positivo e negativo de uma máquina galvânica.

A **cataforese** força as substâncias ácidas a penetrarem em tecidos mais profundos, usando a corrente galvânica do polo positivo na direção do negativo.

A **anaforese** é o processo que força os líquidos alcalinos a penetrarem nos tecidos do polo negativo na direção do positivo.

Tabela 4–1 Efeitos da corrente galvânica

Polo positivo (ânodo)	Polo negativo (cátodo)
Produz reações ácidas.	Produz reações alcalinas.
Fecha os poros.	Abre os poros.
Acalma os nervos.	Estimula e irrita os nervos.
Diminui o suprimento de sangue.	Aumenta o suprimento de sangue.
Contrai os vasos sanguíneos.	Expande os vasos sanguíneos.
Endurece e tonifica os tecidos.	Amolece os tecidos.

Desincrustação é o processo que usa o polo negativo para amolecer e emulsificar os depósitos de gordura (óleo) e os cravos nos folículos capilares. Esse processo é frequentemente usado para tratar acne, milhetes (espinhas pequenas, parecidas com cistos brancos) e comedões (cravos).

Corrente farádica

A corrente farádica é alternada e interrompida, e produz uma reação mecânica sem efeito químico. Ela é usada durante as manipulações no rosto e no couro cabeludo para causar contrações musculares visíveis. Os benefícios derivados da corrente farádica incluem:

- Aumento do tônus muscular.
- Remoção de resíduos.
- Aumento na circulação sanguínea.
- Alívio da congestão do sangue.
- Aumento da atividade glandular.
- Estimulação do crescimento dos pelos.
- Aumento do metabolismo.

> ### ⊛ Atenção!
>
> Não use a corrente farádica ou sinusoidal se causar dor ou desconforto, se o rosto estiver muito avermelhado ou se o cliente possuir obturações de ouro nos dentes, pressão alta, vasos capilares salientes ou pústulas na pele. Nunca use essas duas correntes por mais de 15 minutos.

Corrente sinusoidal

A corrente sinusoidal é alternada e semelhante à farádica; produz contrações mecânicas e é usada durante manipulações faciais e do couro cabeludo. Ela é uma CA que produz contrações mecânicas que tonificam os músculos. A corrente sinusoidal possui as seguintes vantagens:

- Fornece mais estimulação, penetração mais profunda e é menos irritante que a corrente farádica.
- Acalma os nervos e atinge tecidos musculares mais profundos.
- É mais adequada para clientes ansiosos.

Microcorrente

A microcorrente é um nível extremamente baixo de eletricidade, que espelha os impulsos elétricos naturais do corpo. Por meio da estimulação elétrica, a microcorrente imita a maneira pela qual o cérebro transmite mensagens para os músculos. Acredita-se que ela ajuda na cicatrização e no reparo do tecido e influencia a atividade celular. O objetivo é acelerar os processos regenerativos naturais do corpo, usando a quantidade adequada de corrente de nível baixo, abaixo de 400 μA. A microcorrente requer uma manipulação manual para reeducar os músculos, mas não causa

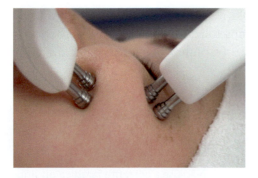 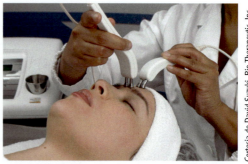

Figura 4–10a, b Um tratamento de microcorrente.

uma contração visível ou física do rosto por meio da corrente elétrica. Ela pode ser eficiente das seguintes maneiras:

- Melhora a circulação do sangue e da linfa.
- Aumenta o tônus muscular.
- Restaura a elasticidade.
- Reduz a vermelhidão e a inflamação.
- Minimiza o tempo da cicatrização pós-cirúrgica.
- Aumenta a produção de colágeno e elastina.

Quando usada nos tratamentos contra o envelhecimento, o resultado pode ser uma pele mais firme. Também foi provado que o tratamento com microcorrente beneficia os pacientes que sofreram paralisia ou acidente vascular cerebral (Figura 4–10a, b).

Como ocorre com qualquer equipamento elétrico, a microcorrente não deve ser usada em pessoas com marca-passos, epilepsia, flebite ou trombose, em grávidas ou em qualquer paciente que esteja fazendo tratamento médico.

> **Atenção!**
>
> A corrente Tesla de alta frequência não deve ser usada em clientes grávidas, portadores de epilepsia (convulsões) ou asma, pessoas com pressão alta, bloqueio dos seios faciais, implante de metal ou marca-passo. O cliente deve evitar qualquer contato com metal, como braços de cadeiras, bijuterias e grampos de cabelo durante o tratamento. Esse contato pode provocar uma queimadura.

Corrente Tesla de alta frequência

Corrente Tesla de alta frequência é uma corrente térmica (isto é, que produz calor) que possui um alto índice de oscilação ou vibração. Ela é comumente chamada raio violeta e usada para os tratamentos do couro cabeludo e da face. A corrente Tesla não produz contrações musculares e seus efeitos podem ser estimulantes ou calmantes, dependendo do método de aplicação. Os eletrodos são feitos de vidro ou metal e apenas um eletrodo é usado para realizar o serviço. A seguir estão alguns benefícios do uso da corrente Tesla de alta frequência.

- Estimula a circulação sanguínea.
- Melhora a atividade glandular.
- Aumenta a eliminação e a absorção.
- Acelera o metabolismo.
- Melhora a ação germicida.
- Alivia a congestão.

Existem dois métodos de aplicação da corrente de alta frequência.

1. *Aplicação direta na superfície*. O esteticista segura a manopla em que o eletrodo de vidro está inserido e o aplica diretamente na pele do cliente, movimentando-o lentamente sobre todo o rosto para a estimulação. Ao aplicar e remover o eletrodo da pele, mantenha o dedo sobre o eletrodo de vidro para impedir a formação de centelhas. Retire o dedo assim que colocar o eletrodo na pele. Aplique o eletrodo nas áreas para cicatrização da acne e desinfecção.
2. *Aplicação indireta*. O cliente segura o eletrodo de tubo (com a espiral de metal dentro) enquanto o esteticista massageia o rosto com as mãos (Figura 4–11). Em nenhum momento o esteticista deve segurar o eletrodo. Para impedir choques, ligue a corrente apenas depois que o cliente esteja segurando o eletrodo firmemente. Desligue a corrente antes de remover o eletrodo da mão do cliente. A aplicação indireta estimula todas as funções celulares sem a irritação que poderia ocorrer no método direto. O tratamento é benéfico para a pele sensível e desidratada.

Ondas/raios de luz

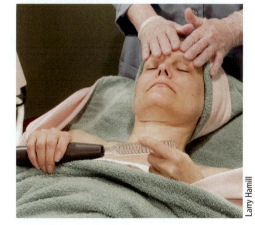

Figura 4–11 Aplicação indireta de alta frequência.

As ondas de luz ou elétricas se deslocam a uma velocidade altíssima – 300.000 km por segundo. Existem muitos tipos de raios de luz, mas no trabalho estético apenas três nos interessam – aqueles que produzem o calor (infravermelho), as reações químicas e germicidas (ultravioleta) e a luz visível; todos esses estão contidos no espectro solar.

Se um raio de sol passa por um prisma de vidro, ele aparece em sete cores diferentes – isso é o arco-íris e está organizado da seguinte maneira: vermelho, laranja, amarelo, verde, azul, índigo e violeta. Essas cores, que são visíveis para os olhos, constituem os raios visíveis.

Os cientistas descobriram que em cada ponta do espectro visível estão raios do sol que são invisíveis para nós. Os raios além do violeta são os ultravioleta, também

> ## ☢ Atenção!
>
> À medida que você aprende sobre os tratamentos faciais e corporais, familiariza-se com o termo contraindicação. Uma contraindicação é uma condição predeterminada que existe em seu cliente, que impede que ele use certos ingredientes ou produtos ou faça tratamentos.

conhecidos como raios frios ou actínicos. Esses raios são mais curtos e menos penetrantes. Além dos raios vermelhos do espectro estão os infravermelhos. Esses são os raios de calor puro.

Luz visível é a radiação eletromagnética que podemos ver.

A **radiação eletromagnética**, também chamada energia radiante, transporta ou irradia a energia através do espaço em ondas. Essas ondas são semelhantes às causadas quando derrubamos uma pedra na superfície da água. A distância entre dois picos sucessivos é chamada de **comprimento de onda**. Os comprimentos de onda longos possuem baixa frequência, o que significa que o número de ondas é menos frequente (menos ondas) dentro de determinado comprimento. Os comprimentos de onda curtos possuem frequência mais alta, porque o número de ondas é mais frequente (mais ondas) dentro de determinado comprimento (Figura 4–12). Todo o intervalo de comprimentos de onda da radiação eletromagnética (energia radiante) é chamado espectro eletromagnético. Luz visível é a parte do espectro eletromagnético que podemos ver. A luz visível constitui 35% da luz solar natural (Figura 4–13).

Raios ultravioleta e infravermelhos também são formas de radiação eletromagnética, mas são invisíveis porque seus comprimentos de onda estão além do espectro visível da luz. Os raios invisíveis constituem 65% da luz solar natural.

> ## ☢ Atenção!
>
> Como em todos os tratamentos faciais, é importante obter o histórico completo antes de realizar a eletroterapia.
>
> Se o cliente tiver uma das seguintes condições, não é recomendável tratá-lo com a eletroterapia:
>
> - Marca-passo/problemas cardíacos/pressão alta.
> - Epilepsia.
> - Cortes, feridas abertas, acne com pústulas ou abrasão.
> - Diabete.
> - Implantes dentais ou faciais de metal, incluindo órteses, pinos ou placas.
> - Gravidez.
> - Vasos capilares dilatados (telangiectasia).
> - *Resurfacing* a *laser* ou *peeling* químico recente.
> - Clientes que usem Accutane® ou retinoides.

Dentro do espectro visível da luz, o violeta possui o comprimento de onda mais curto, e o vermelho, o mais longo. O comprimento de onda do infravermelho fica imediatamente abaixo do vermelho, e do ultravioleta imediatamente acima do violeta. Na verdade, os raios infravermelhos e ultravioleta não são de luz. Eles são os comprimentos de onda da radiação eletromagnética que ficam além do espectro visível.

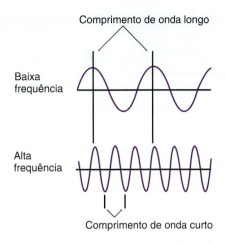

Figura 4–12 Comprimentos de onda longo e curto.

Raios ultravioleta

Precisamos da luz solar para sobreviver no planeta. Por meio de um processo chamado fotossíntese, as plantas verdes usam a luz solar para formar carboidratos a partir do dióxido de carbono e da água e depois liberam o oxigênio como subproduto. A luz solar também controla nosso clima e é considerada nossa principal fonte de energia. Os **raios ultravioleta (UV)** constituem 5% da luz solar natural. Os raios UV têm comprimentos de onda mais curtos, penetram menos profundamente e produzem menos calor que a luz visível. Eles também produzem efeitos químicos e matam os germes.

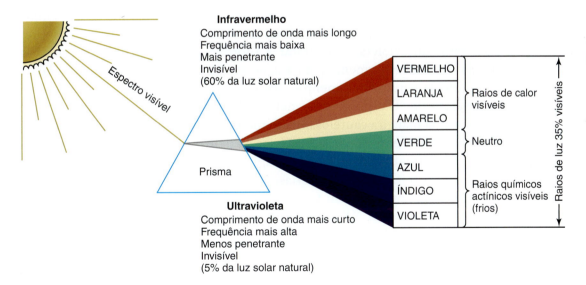

Figura 4–13 O espectro visível.

Pequenos períodos de exposição ao sol podem ser benéficos na produção da vitamina D; no entanto, estudos recentes mostraram que a exposição excessiva causa danos à pele, envelhecimento precoce e câncer de pele. Existem três tipos de raios ultravioleta.

1. *Ultravioleta A (UVA)*. Esses raios são os mais longos entre os raios UV e penetram diretamente na derme, danificando o colágeno e a elastina; eles são usados

> ### ⁇ Você sabia?
>
> Mais de um milhão de casos novos de câncer de pele são diagnosticados a cada ano. Nos Estados Unidos, estima-se que 1 em cada 5 pessoas terá câncer de pele e 90% dos casos serão resultantes da exposição à radiação UV do sol e ao bronzeamento artificial.

frequentemente nas camas de bronzeamento artificial.

2. *Ultravioleta B (UVB)*. Esses são chamados de raios que queimam, porque são mais associados às queimaduras provocadas pelo sol. Os raios UVB penetram na epiderme até a camada basal, estimulam a formação de melanina e causam a maioria dos cânceres de pele.

3. *Ultravioleta C (UVC)*. Esses são os raios mais curtos, bloqueados pela camada de ozônio. Eles possuem propriedades germicidas, mas em quantidades maiores eliminariam a vida como a conhecemos. Não podemos esgotar a camada de ozônio, porque ela nos protege contra a radiação UVC.

Também é necessário manter uma relação saudável com a exposição à luz do sol. Lembre-se de que a pele bronzeada é uma pele danificada. O bronzeamento causa o fotoenvelhecimento (envelhecimento precoce em decorrência da exposição ao sol) e danos irreversíveis às propriedades de criação de colágeno da pele.

Terapia pela luz

A **terapia pela luz**, também chamada **fototerapia**, evoluiu com o passar do tempo. Algumas das técnicas originais são válidas ainda hoje. Desde os dermatologistas que usam raios ultravioletas para tratar a psoríase e os esteticistas que usam a terapia pela luz azul e vermelha para a acne até os cirurgiões que usam os *lasers* de alta tecnologia para procedimentos cirúrgicos, a luz chegou para ficar. Embora a aplicação dos raios UV possa ser benéfica, ela deve ser feita com o máximo de cuidado e de uma maneira cautelosamente medida por um profissional qualificado. Eles têm sido usados para matar as bactérias na pele e ajudar o corpo a produzir a vitamina D. Os dermatologistas usam a terapia UV combinada com fármacos como o psoralen para o tratamento de psoríase. Dependendo do tipo de tratamento, a aplicação UV deve começar com tempos de exposição de 2 a 3 minutos, aumentando gradualmente para 7 a 8 minutos. A exposição excessiva aos raios UV pode produzir queimaduras doloridas e formação de bolhas, aumentar o risco de câncer de pele e causar o envelhecimento precoce. O cliente não deve ser deixado sozinho durante a exposição.

Raios infravermelhos

Os **raios infravermelhos** constituem 60% da luz solar natural. Eles têm comprimentos de onda mais longos, penetram mais profundamente e produzem mais calor que a luz visível. As lâmpadas infravermelhas são frequentemente usadas nos salões para aquecer os condicionadores e produtos químicos para os tratamentos para os cabelos. Também são usadas nos *spas* e saunas para o relaxamento e para aquecer os músculos.

Raios de luz visíveis

Esses raios são a fonte primária de luz, usada em tratamentos faciais e do couro cabeludo. As lâmpadas usadas para o tratamento com a luz visível terapêutica são brancas, vermelhas e azuis.

A **luz branca** é chamada de luz combinada, porque é uma combinação entre todos os raios visíveis do espectro. Ela tem os benefícios de todos os raios do espectro visível. A **luz azul** deve ser usada apenas sobre uma pele oleosa e descoberta. Ela contém menos raios de calor, é menos penetrante e possui alguns efeitos germicidas e químicos. A **luz vermelha** é usada na pele seca, em combinação com cremes e óleos. Ela penetra mais profundamente e é a que produz mais calor. A Tabela 4–2 lista os efeitos dos diferentes raios usados na terapia pela luz.

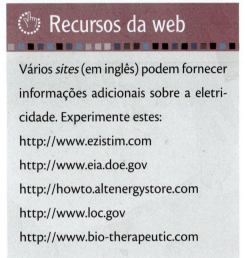

Recursos da web

Vários *sites* (em inglês) podem fornecer informações adicionais sobre a eletricidade. Experimente estes:

http://www.ezistim.com
http://www.eia.doe.gov
http://howto.altenergystore.com
http://www.loc.gov
http://www.bio-therapeutic.com

Lasers e aparelhos para a fototerapia

Esses equipamentos são usados há muitas décadas. Uma das muitas diferenças entre as terapias pela luz e o *laser* é que o este foi criado para que toda a potência da luz fique

Tabela 4–2 Efeitos dos diferentes tipos de raios usados na terapia pela luz

Tipos de luz	Efeitos benéficos
Ultravioleta	Aumenta a eliminação dos resíduos. Melhora o fluxo do sangue e da linfa. Possui efeito germicida e antibacteriano. Produz a vitamina D na pele. Pode ser usado para tratar raquitismo, psoríase e acne.
Infravermelho	Esquenta e relaxa a pele. Dilata os vasos sanguíneos e aumenta a circulação. Produz alterações químicas. Aumenta o metabolismo. Aumenta a produção de perspiração e óleo. Alivia a dor muscular, quando penetra profundamente. Acalma os nervos.
Luz branca	Alivia a dor na nuca e nos ombros. Produz alguns efeitos químicos e germicidas. Relaxa os músculos.

(continua)

Tabela 4–2 Efeitos dos diferentes tipos de raios usados na terapia pela luz (cont.)

Tipos de luz	Efeitos benéficos
Luz azul	Acalma os nervos. Melhora a acne. Melhora o tônus da pele. Fornece alguns efeitos químicos e germicidas. É usada para casos brandos de erupções na pele. Produz pouco calor.
Luz vermelha	Melhora a pele seca, descamada e enrugada. Aumenta o índice de produção de colágeno. Relaxa os músculos. Penetra mais fundo. Produz mais calor.

em certo nível, na mesma cor e em uma direção. Em contrapartida, a fototerapia tem diversas profundidades, cores e comprimentos de onda, e a luz pode ser mais dispersa. O equipamento que será usado é embasado na condição que você está tratando.

Lasers

Laser é uma sigla em inglês que significa *emissão de radiação com estimulação e amplificação da luz* (*light amplification stimulation emission of radiation*). Uma vez que o *laser* é usado para tratar uma variedade de condições, também existem muitos tipos para escolher. Todos os *lasers* funcionam pela **fototermólise** seletiva, um processo que transforma sua luz em calor. Dependendo do uso previsto e do tipo, o *laser* pode remover vasos sanguíneos, matar folículos capilares, remover tatuagens ou eliminar algumas rugas sem destruir o tecido adjacente. O *laser* funciona através de um meio (sólido, líquido, gasoso ou semicondutor) que emite a luz quando estimulado por uma fonte de energia. Esse meio é colocado em uma câmara especificamente projetada com espelhos localizados em ambas as extremidades da parte interna. A câmara é estimulada por uma fonte de energia como uma corrente elétrica, que, por sua vez, excita as partículas. As superfícies reflexivas criam a luz, que é aprisionada e vai para frente e para trás ao longo do meio, ganhando energia a cada passagem. A luz se torna uma luz de *laser*. O meio determina o comprimento de onda do *laser* e, consequentemente, seu uso (Figura 4–14).

LED ou diodo emissor de luz

Dependendo do tipo do equipamento, o LED pode ser azul, vermelho, amarelo ou verde. Foi comprovado que o LED azul reduz a acne, e que o vermelho é bom para melhorar a circulação e aumentar o conteúdo de colágeno na pele. Foi comprovado também que a luz amarela reduz o inchaço e a inflamação, e que a verde é boa para

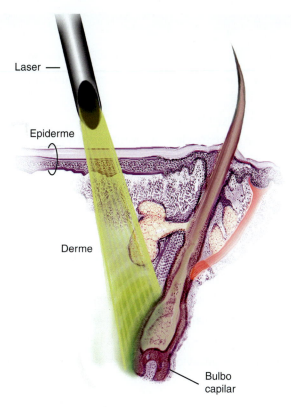

Figura 4–14 O laser é usado para a remoção de pelos.

as áreas hiperpigmentadas. O LED funciona liberando uma luz cintilante na pele para estimular respostas específicas como, com a luz azul, a morte de bactérias que causam a acne ou, com a luz vermelha, o aumento na circulação e a estimulação da pele (Figura 4–15).

Como em todas as terapias pela luz, é importante consultar antes o formulário do cliente para ver se há alguma contraindicação. Essas terapias não devem ser realizadas em pessoas com sensibilidade à luz (fotossensibilidade), reações fototóxicas, que estejam tomando antibióticos, portadores de câncer ou epilepsia, mulheres grávidas ou pacientes em tratamento médico.

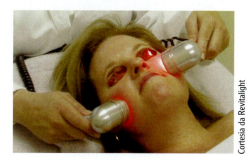

Figura 4–15 Foi comprovado que o tratamento com LED reduz a vermelhidão e melhora o conteúdo de colágeno na pele.

Luz pulsada intensa

A luz pulsada intensa é um aparelho que usa o espectro amplo da luz focalizada para tratar vasos sanguíneos aparentes e manchas marrons (hiperpigmentação). Como ocorre com a maioria dos aparelhos, diversos tratamentos desse tipo são exigidos.

Questões de revisão

1. Por que é importante para o esteticista ter um conhecimento básico de eletricidade?
2. Qual é a diferença entre condutores e isolantes?
3. Descreva os dois tipos de corrente elétrica e forneça exemplos de cada um.
4. Defina volt, ampere, ohm e watt.
5. Por que você deve procurar o símbolo de certificação da segurança nos aparelhos elétricos?
6. Quais são as quatro modalidades usadas na eletroterapia? Qual é o tipo de corrente de cada uma delas?
7. Liste os efeitos dos polos positivo e negativo da corrente galvânica.
8. O que é iontoforese? O que é desincrustação?
9. Cite os benefícios da corrente Tesla de alta frequência.
10. O que é radiação eletromagnética? O que é luz visível?
11. Cite e descreva os cinco tipos principais de terapia pela luz.
12. Por que a exposição aos raios ultravioleta deve ser monitorada com cuidado?
13. O que significa a sigla *laser*?

Glossário do capítulo

ampere (A): unidade que mede a quantidade de uma corrente elétrica (quantidade de elétrons que fluem por um condutor).

anaforese: processo de forçar a entrada de líquidos nos tecidos, do polo negativo na direção do positivo.

ânodo: eletrodo positivo.

cataforese: processo de forçar as substâncias ácidas para os tecidos mais profundos, usando a corrente galvânica do polo positivo para o negativo.

cátodo: eletrodo negativo.

circuito completo: o caminho de uma corrente elétrica desde a fonte geradora, passando pelos condutores e voltando à fonte original.

comprimento de onda: distância entre dois picos sucessivos de ondas eletromagnéticas.

condutor: qualquer substância, material ou meio que transmita facilmente a eletricidade.

conversor: aparelho que transforma a corrente direta em corrente alternada.

corrente alternada (CA): corrente rápida e interrompida, fluindo primeiro em uma direção, e depois na oposta.

corrente contínua (CC): corrente constante e de fluxo uniforme, que percorre apenas uma direção.

corrente elétrica: fluxo de eletricidade ao longo de um condutor.

corrente farádica: corrente alternada e interrompida que produz reação mecânica sem efeito químico.

corrente galvânica: corrente constante e direta, que usa um polo positivo e negativo para produzir reações químicas de desincrustação e iontoforese.

corrente sinusoidal: corrente alternada semelhante à farádica; produz contrações mecânicas e é usada durante manipulações faciais e do couro cabeludo.

corrente Tesla de alta frequência: corrente térmica ou produtora de calor, com um alto índice de oscilação ou vibração; também chamada raio violeta.

desincrustação: a corrente galvânica é usada para criar uma reação química alcalina que emulsifica ou liquefaz o sebo e os resíduos.

disjuntor: interruptor que cessa ou fecha automaticamente um circuito elétrico na primeira indicação de sobrecarga.

eletricidade: forma de energia que, quando está em movimento, exibe efeitos magnéticos, químicos ou térmicos; um fluxo de elétrons.

eletrodo: aplicador para dirigir a corrente elétrica da máquina para a pele do cliente.

eletrodo ativo: eletrodo usado na área a ser tratada.

eletrodo inativo: polo oposto do eletrodo ativo.

eletroterapia: uso de aparelhos elétricos para obter benefícios terapêuticos.

fototerapia: (tratamento pela luz) é uma forma de tratamento usada para várias condições da pele, aplicando comprimentos de onda da luz artificial a partir do espectro ultravioleta (azul claro) da luz solar.

fototermólise: processo pelo qual a luz de um *laser* é transformada em calor.

fusível: dispositivo especial que impede que a corrente excessiva atravesse.

iontoforese (ionização): processo para introduzir os íons de produtos solúveis em água na pele, usando uma corrente elétrica como os polos positivo e negativo de uma máquina galvânica.

isolante (não condutor): substância que não transmite a eletricidade facilmente.

kilowatt (K): 1.000 watts.

laser: sigla em inglês para "emissão de radiação com estimulação e amplificação da luz"; aparelhos médicos que usam a radiação eletromagnética para a remoção de pelos e tratamentos da pele.

luz azul: luz terapêutica que deve ser usada apenas sobre uma pele oleosa e nua; contém poucos raios de calor, é a menos penetrante e possui alguns benefícios químicos e germicidas.

luz branca: chamada luz combinada, porque é uma combinação entre todos os raios visíveis do espectro.

luz vermelha: luz terapêutica usada na pele seca em combinação com óleos e cremes; penetra profundamente e produz o calor mais forte.

luz visível: fonte primária de luz, usada em tratamentos faciais e do couro cabeludo.

microcorrente: um aparelho que imita a energia elétrica natural do corpo, para reeducar e tonificar os músculos faciais; melhora a circulação e aumenta a produção de colágeno e elastina.

miliampere: milésima parte de um ampere.

modalidades: correntes usadas nos tratamentos elétricos para o rosto e o couro cabeludo.

ohm (O): unidade que mede a resistência de uma corrente elétrica.

plugue elétrico: conector na ponta de um cabo elétrico que é encaixado na tomada de parede.

polaridade: polo negativo ou positivo de uma corrente elétrica.

radiação eletromagnética: energia na forma de ondas eletromagnéticas; também chamada energia radiante porque transporta (ou radia) a energia pelo espaço em ondas.

raios infravermelhos: raios invisíveis que têm comprimentos de onda mais longos, penetram mais profundamente e produzem mais calor que a luz visível.

raios ultravioleta (UV): raios invisíveis que têm comprimentos de onda curtos, são os raios menos penetrantes, produzem efeitos químicos e matam germes; também chamados raios frios ou actínicos.

retificador: aparelho que transforma a corrente alternada em corrente direta.

terapia pela luz: aplicação de raios de luz na pele para o tratamento de rugas, vasos, pigmentação ou remoção dos pelos.

volt (V): unidade que mede a pressão ou força que empurra o fluxo de elétrons para frente, através de um condutor.

watt (W): medição da quantidade de energia elétrica está sendo usada em um segundo.

capítulo 5

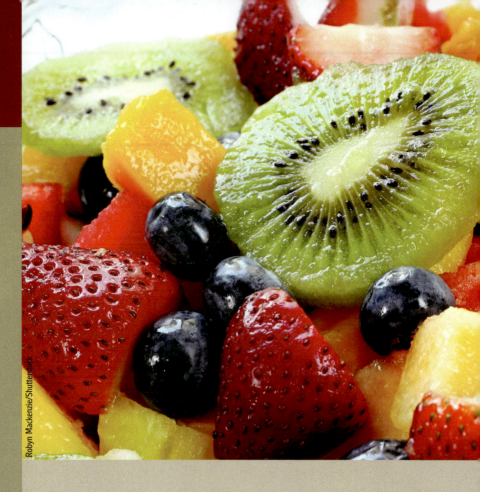

Fundamentos da nutrição

Revisão técnica: Dith Medeiros de Mesquita

TÓPICOS DO CAPÍTULO 5

- Recomendações nutricionais
- Nutrição para a pele
- Macronutrientes
- Micronutrientes: vitaminas
- Minerais
- Nutrição e estética
- A água e a pele

"Todas as funções corporais, incluindo a construção dos tecidos, estão diretamente relacionadas à nutrição. Os alimentos e a água que consumimos são os componentes básicos da vida. Os alimentos são quebrados em pequenas moléculas que, em seguida, são transportadas para cada célula do corpo humano. Essas moléculas são usadas pelas células para reparar danos, formar novas células e realizar todas as reações bioquímicas que fazem os sistemas do corpo funcionar. Elas fornecem a energia que permite que o corpo realize numerosas funções. A pele é nutrida pelo sangue e pela linfa por meio das artérias e dos vasos capilares do sistema circulatório. Pense no corpo ou na célula como uma máquina. Todos os motores e peças necessários para fazer essa máquina funcionar estão contidos nos alimentos que consumimos (Figura 5–1)."

Objetivos de aprendizagem

Ao concluir este capítulo, você será capaz de:

- Identificar os macro e micronutrientes.
- Conhecer as diretrizes nutricionais.
- Compreender as vitaminas e seus benefícios.
- Explicar a importância da ingestão da água.
- Discutir os benefícios da nutrição adequada.
- Explicar como a nutrição se relaciona com uma pele saudável.

Termos-chave

ácido desoxirribonucleico (DNA)   125

ácido linoleico   126

ácidos graxos ômega 3   128

adenosina trifosfato (ATP)   126

alimentos complementares   125

aminoácidos   125

aminoácidos não essenciais   125

aterosclerose   128

bioflavonoides   140

calorias   129

carboidratos   125

dissacarídeos   126

enzimas   130

glicosaminoglicano   126

gorduras ou lipídios   127

hipoglicemia   127

macronutrientes   124

micronutrientes   130

minerais   140

monossacarídeos   126

mucopolissacarídeos   126

osteoporose   137

polissacarídeos   126

proteínas   125

retinoides   135

vitamina A ou retinol   135

vitamina C ou ácido ascórbico   139

vitamina D   136

vitamina E ou tocoferol   137

vitamina K   137

vitaminas do Complexo B   138

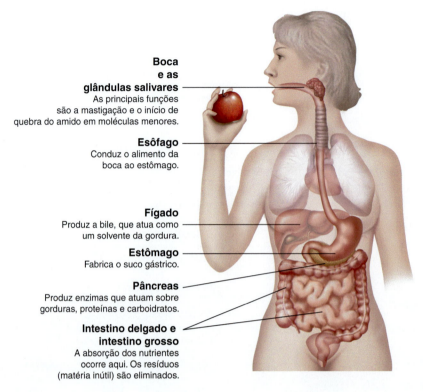

Figura 5–1 O sistema digestório e o consumo de alimentos.

O esteticista não é nutricionista. Os nutricionistas são formados em nutrição e são profissionais da saúde responsáveis pela aplicação da ciência da nutrição para a promoção da saúde humana e para tratar doenças. Os esteticistas não são adequadamente treinados em nutrição nem estão legalmente habilitados a prescrever dietas a seus clientes. Os clientes podem ter problemas de saúde como diabetes ou hipertensão, que podem ser negativamente afetados por conselhos incorretos. No entanto, é importante que profissionais como os da área da estética tenham um bom conhecimento de nutrição e de como o corpo é afetado pelos alimentos que consumimos. A boa nutrição é necessária para a saúde da pele.

Recomendações nutricionais

As necessidades nutricionais dependem de vários fatores, como idade, sexo, peso, atividade física e biotipo. O United States Department of Agriculture (USDA – Ministério da Agricultura dos Estados Unidos) é a agência que regula as questões relacionadas à nutrição. Existem quantidades diárias recomendadas (RDAs) para certos nutrientes, incluindo vitaminas e minerais.

A pirâmide dos alimentos da USDA também é uma diretriz que recomenda os grupos de alimentos que as pessoas devem consumir diariamente. A pirâmide é personalizada para as necessidades individuais e pode ser encontrada na internet (http://www.mypyramid.gov, *site* em inglês). Os grãos, vegetais, leite e derivados, frutas,

PASSOS PARA UMA ALIMENTAÇÃO MAIS SAUDÁVEL

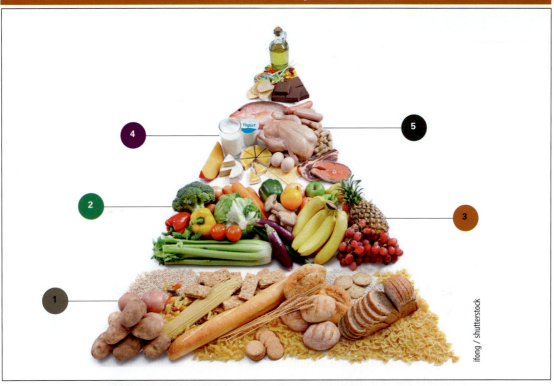

DISCRIMINAÇÃO	ESPECIFICAÇÃO	QUANTIDADE
1 GRÃOS Metade dos grãos que você consome deve ser integral	▪ Coma pelo menos 90 g de cereais com grãos integrais, como pães, biscoitos, arroz ou macarrão, todos os dias. ▪ 30 g equivalem a cerca de uma fatia de pão, uma xícara de cereal matinal ou meia xícara de arroz cozido, macarrão ou cereais.	Coma 180 g por dia.
2 VEGETAIS Varie o consumo de verduras e legumes	▪ Coma mais vegetais de cor verde-escura, como brócolis, espinafre e outros vegetais de folhas escuras. ▪ Coma legumes de cor amarelo-alaranjada, como cenouras e batatas-doces.	Coma 2,5 xícaras por dia.
3 FRUTAS Concentre-se nas frutas	▪ Coma variedade de frutas. ▪ Escolha frutas frescas, congeladas, enlatadas ou secas. ▪ Consuma sucos de fruta com moderação.	Coma 2 xícaras por dia.
4 LEITE E SUBSTITUTOS Consuma alimentos ricos em cálcio.	▪ Ao escolher leite, iogurte e outros laticínios, prefira as opções com pouca gordura. ▪ Se você não consome ou não pode consumir leite, escolha produtos sem lactose ou outras fontes de cálcio, como alimentos e bebidas fortificados.	Consuma 3 xícaras por dia (2 xícaras para crianças de 2 a 8 anos).
5 CARNE E LEGUMINOSAS Consuma proteínas magras	▪ Escolha carne bovina e aves magras ou com pouca gordura. ▪ Prefira os assados, cozidos ou grelhados. ▪ Varie sua rotina de proteínas – escolha mais peixes, leguminosas, ervilhas, oleaginosas (por exemplo, nozes e castanhas) e sementes.	Coma 150 g por dia.

Para uma dieta de 2.000 calorias, você precisa das quantidades abaixo de cada grupo alimentar. Para encontrar as quantidades certas para você, acesse o site www.mypyramid.gov.

Encontre um equilíbrio entre a alimentação e a atividade física
- Não ultrapasse suas necessidades diárias de calorias.
- Faça exercícios físicos por pelo menos 30 minutos regularmente.
- Cerca de 60 minutos por dia de atividade física podem ser necessários para impedir o ganho de peso.
- Para manter a perda de peso, podem ser necessários pelo menos 60 a 90 minutos de atividade física por dia.
- Crianças e adolescentes devem fazer a atividade física por 60 minutos todos os dias, ou na maioria dos dias.

Conheça os limites das gorduras, açúcares e sal (sódio)
- A maioria da gordura que você consome deve vir de fontes como peixes, oleaginosas e óleos vegetais.
- Limite o consumo das gorduras sólidas, como manteiga, margarina, gordura vegetal e banha e todos os alimentos que as contenham.
- Consulte o rótulo dos alimentos para ver o teor de gorduras saturadas e sódio.
- Escolha alimentos e bebidas com pouco açúcar. O açúcar contribui com muitas calorias e poucos (ou nenhum) nutrientes.

Figura 5–2 A pirâmide alimentar adaptada do USDA.

> **Você sabia?**
>
> Existem muitas pirâmides alimentares interessantes. Algumas delas refletem hábitos alimentares saudáveis de culturas de todo o mundo (asiáticos, mediterrâneos e latinos). Algumas pirâmides enfatizam os frutos do mar, enquanto outras são fundamentadas em uma dieta vegetariana, e outras, ainda, tratam de problemas de saúde específicos. A pirâmide que você escolhe deve ser adequada para seus objetivos nutricionais, seu estilo de vida e seu gosto pessoal.

carnes e leguminosas (feijões) são as categorias básicas da pirâmide (Figura 5–2). Existem três exemplos de diretrizes nutricionais do USDA; o Dietary Approaches to Stop Hypertension Eating Plan (Dieta DASH: Uma Nova Abordagem no Tratamento da Hipertensão); e as recomendações de ingestão de nutrientes do Instituto de Medicina dos Estados Unidos.

Várias pesquisas sobre nutrição dizem que grande parte da população consome mais calorias que o necessário. Pessoas de todas as idades devem comer alimentos com mais cálcio, potássio, fibra, magnésio e vitaminas A, C e E. Outras mudanças recomendadas na dieta são a redução de calorias, gorduras trans e saturadas, colesterol, açúcar e sal.

Condições como a gravidez e a amamentação podem afetar as necessidades nutricionais da mulher. Doenças ou medicamentos que afetam a capacidade de digerir os alimentos interrompem o processo normal de transporte dos nutrientes para a corrente sanguínea e, consequentemente, para as células. Para obter conselhos nutricionais, consulte um nutricionista ou um médico.

Nutrição para a pele

Saber manter a saúde da pele e do corpo é benéfico para o esteticista e também para o cliente. A pele saudável começa com uma boa dieta e a ingestão de água em quantidades adequadas. O ditado "você é o que você come" é uma grande verdade. A escolha de alimentos saudáveis ajuda a regular a hidratação (manter um nível saudável de água no corpo), a produção de óleo e a função geral das células. Os problemas de pele, fadiga, estresse, depressão e algumas doenças frequentemente resultam de uma dieta desequilibrada. As vitaminas e minerais são parte necessária de uma dieta equilibrada. Os benefícios e os efeitos dos nutrientes e suas fontes alimentares são discutidos neste capítulo (Figura 5–3).

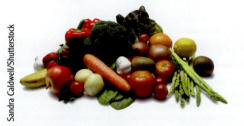

Figura 5–3 Encontre nutrientes benéficos em uma abundância de fontes alimentares.

Macronutrientes

Os **macronutrientes** são os componentes necessários para as funções corporais, incluindo o funcionamento das células da pele. Eles são compostos por três grupos alimentares básicos: proteínas, carboidratos e gorduras. Comer alimentos encontrados nesses três grupos básicos é necessário para a saúde do corpo. A ingestão recomendada é em torno de 20% de proteína (105 g), 54% de carboidratos (281 g) e 26% de gordura (60 g), tendo como base uma ingestão de 2.000 calorias por dia, de acordo com o plano alimentar (DASH) do USDA.

Proteínas

Proteínas são cadeias de moléculas de **aminoácidos** usadas por todas as células do corpo para criar outras proteínas utilizáveis. Esses componentes executam as várias funções exigidas pelas células do corpo. Proteínas são usadas na duplicação do **ácido desoxirribonucleico (DNA)**, o material básico que contém todas as informações que controlam a função de cada célula viva.

As proteínas são necessárias para constituir o tecido muscular, o sangue e as enzimas e também a queratina que está presente na pele, nas unhas e nos cabelos. As proteínas são usadas pelo sistema imune para criar os anticorpos. O colágeno também é feito de proteína.

Embora existam mais de 100 aminoácidos de ocorrência natural, as proteínas de todas as plantas e animais são constituídas de apenas 20 "aminoácidos comuns". Desses 20 aminoácidos comuns, 11 são chamados **aminoácidos não essenciais** porque podem ser sintetizados pelo corpo e não precisam estar na dieta. Os outros 9 são essenciais e devem entrar na dieta diária, porque não podem ser sintetizados pelo corpo humano.

Fontes alimentares de proteínas

A carne vermelha, o peixe, as aves, os ovos e laticínios são proteínas completas, pois fornecem todos os aminoácidos essenciais. Muitas fontes de proteínas vegetais são pobres em gorduras e também uma boa fonte de fibras, mas não são proteínas completas porque não possuem todos os aminoácidos essenciais. Os alimentos podem ser combinados assim, se duas proteínas incompletas podem fornecer todos os aminoácidos essenciais e constituem uma proteína completa. Alguns exemplos de **alimentos complementares** são arroz e feijão, feijão e milho, e feijão-fradinho e pão de milho.

Os vegetarianos devem ter cuidado para obter todos os requisitos diários de proteínas. As pessoas que consomem laticínios têm mais facilidade em obter uma quantidade suficiente de proteínas. Os *vegans*, que são as pessoas que consomem estritamente os derivados de vegetais e nunca os laticínios, devem ter o cuidado de incluir proteínas suficientes em sua dieta por meio de oleaginosas, grãos, legumes e vegetais. Os derivados de soja são particularmente benéficos na dieta vegetariana.

As fontes alimentares de proteína são as carnes e também carne de peixe, ovos, laticínios, oleaginosas, grãos e leguminosas. Embora a maioria dos vegetais também contenha proteína, ela está em proporções menores. A deficiência de proteína pode causar baixa resistência às infecções e comprometimento dos órgãos.

Carboidratos

Os **carboidratos** fornecem energia. O carboidrato mais importante é a glicose, porque fornece a maior parte da energia necessária ao corpo. A glicose é armazenada nos músculos e no fígado sob a forma de glicogênio. Quando os músculos são usados, o glicogênio é metabolizado para fornecer a energia necessária para o trabalho muscular. Os nutrientes se transformam em **adenosina trifosfato (ATP)**, a substância que fornece energia para as células. O ATP também converte oxigênio em dióxido de carbono, um resíduo que expiramos.

Os carboidratos podem ser combinados com proteínas para produzir muitas substâncias químicas importantes para o corpo. Os **mucopolissacarídeos** são complexos de carboidratos e lipídios excelentes para absorver a água. Eles são importantes para a pele e estão presentes na derme na forma do **glicosaminoglicano**, uma substância que liga a água entre as fibras da derme.

Monossacarídeos, dissacarídeos e polissacarídeos

Os carboidratos são classificados de acordo com o número de unidades de açúcar que fazem parte de sua estrutura. Existem três divisões estruturais dos carboidratos: monossacarídeos, dissacarídeos e polissacarídeos

- **Monossacarídeos.** A unidade mais básica de um carboidrato é a glicose, o mais simples de todos os carboidratos. A molécula de glicose é conhecida como monossacarídeo (mono significa "um" e sacarídeo significa "açúcar"), uma molécula de açúcar de uma unidade usada por todas as células para a energia. O açúcar das frutas (frutose) é um monossacarídeo natural.
- **Dissacarídeos.** São constituídos de duas unidades de açúcar moleculares ("di" significa "dois"). A lactose (açúcar do leite) e a sacarose (açúcar) são exemplos de dissacarídeos.
- **Polissacarídeos.** São carboidratos complexos compostos por muitos monossacarídeos interligados ("poli" vem do grego *polu*, que significa "muitos"). O amido pode ser transformado pelo sistema digestório em moléculas mais simples e utilizáveis de glicose. As plantas armazenam a glicose como amido. A fibra também é um polissacarídeo, mas não é digerível.

Os três tipos básicos de carboidratos

Os carboidratos básicos são os açúcares simples, amidos e fibras.

- *Açúcares simples*. Eles estão presentes no açúcar de mesa (também conhecido como sacarose) e nos açúcares de frutas (frutose) e do leite (lactose).
- *Amidos*. Também são chamados de carboidratos complexos e estão presentes em muitos vegetais e grãos. O amido é um carboidrato branco, inodoro e complexo. Nas plantas, os carboidratos são armazenados principalmente na forma de amido.
- *Fibras*. As fibras são feitas de um carboidrato chamado celulose, que não é digerido pelos seres humanos e é importante para ajudar a remover os resíduos do cólon. Isso é necessário para a digestão adequada. A falta de fibra é associada à constipação e, em longo prazo, ao câncer de cólon.

Fontes alimentares de carboidratos

As fontes alimentares de carboidratos incluem:

- carboidratos simples, como doces, xaropes, mel, frutas, balas.
- amidos, incluindo grãos, cereais, pães e outros produtos com farinha, batata, arroz, legumes e macarrão.
- alimentos ricos em fibras, incluído grãos, farelos (como de aveia ou trigo), pães integrais, leguminosas, maçã, milho e vegetais como cenoura.

Alguns alimentos são listados em duas categorias diferentes, porque existe mais de um grupo de sacarídeos em muitos deles. Exemplo, as frutas e legumes possuem açúcares simples e fibras.

Glicose

O nível de glicose (açúcar) no sangue pode se tornar muito baixo sem a quantidade adequada de carboidratos na dieta. Essa condição é chamada **hipoglicemia**. O nível baixo de açúcar no sangue causa sintomas como fadiga, ansiedade e desejo por alimentos. Os níveis flutuantes de açúcares e os desejos por alimentos são desencadeados se o cérebro estiver privado de energia. Os carboidratos simples como o açúcar de mesa não possuem fibras e são rapidamente absorvidos pela corrente sanguínea. Comer carboidratos complexos, principalmente os integrais, como os grãos integrais, ajuda a desacelerar a absorção da glicose e equilibrar seus níveis.

A insulina é um hormônio produzido pelo pâncreas que transporta a glicose para dentro das células. Sem insulina, o corpo não pode utilizar a glicose. Consequentemente, existe um alto nível de glicose no sangue e uma baixa absorção da glicose pelos tecidos. O diabetes resulta desse desequilíbrio. Regular os níveis de hormônios e glicose por meio da nutrição adequada é importante para manter a boa saúde.

Gorduras

As **gorduras ou lipídios** formam o terceiro grupo de macronutrientes. Elas são usadas para fornecer energia ao corpo, mas não fornecem energia com a mesma rapidez que os carboidratos. Embora muitas pessoas associem a gordura com a obesidade, certa quantidade de gordura é necessária na dieta e ela é um componente essencial para a manutenção da saúde. A camada de gordura no corpo ajuda a reter o calor. As gorduras também são usadas para produzir os materiais das glândulas sebáceas que lubrificam a pele. Os lipídios são gorduras usadas pelo corpo para fabricar hormônios, criar as membranas das células e ajudar na absorção das vitaminas A, D, E e K, que são solúveis em gordura.

Ácidos graxos

As gorduras são compostos orgânicos constituídos de uma molécula de glicerol e ácidos graxos. A composição química das moléculas de carbono e hidrogênio que se combinam com o glicerol determina os tipos de ácido graxo. Os ácidos graxos constituem os triglicerídeos, a principal gordura dos alimentos. Dos lipídios presentes nos alimentos, 95% são gorduras e óleos (triglicerídeos). Os fosfolipídios e os esteróis representam os outros 5%.

Os três tipos de ácidos graxos são os *saturados, monoinsaturados* e *poli-insaturados.*

- As gorduras saturadas são moléculas mais rígidas, e isso pode causar o endurecimento das artérias.
- As gorduras monoinsaturadas do azeite de oliva e do óleo de canola são moléculas mais líquidas e são importantes para a integridade da célula e os fosfolipídios da membrana.
- As gorduras poli-insaturadas são líquidas à temperatura ambiente e oxidam mais facilmente. Elas são encontradas nos peixes e nos óleos vegetais.

O corpo possui a capacidade de fabricar gorduras para serem utilizadas caso isso seja necessário. Elas podem ser sintetizadas a partir dos carboidratos e proteínas. Os ácidos graxos essenciais são aqueles que o corpo não pode fabricar sozinho e, portanto, precisam ser ingeridos com os alimentos. Os ácidos graxos derivados dos alimentos protegem contra doenças e ajudam a produzir os hormônios.

Os ácidos graxos ômega 3 e ômega 6 previnem doenças e são ácidos poli-insaturados necessários para o metabolismo, desenvolvimento do cérebro e do corpo, crescimento dos cabelos e manutenção da pele. No entanto, o excesso de ômega 6 na dieta pode levar a problemas de saúde. A dieta típica dos Estados Unidos é muito rica em ômega 6; já a dieta do mediterrâneo, mais saudável, tem mais ômega 3.

O **ácido linoleico** é um ômega 6, um ácido graxo essencial usado para fabricar hormônios importantes e a barreira lipídica da pele. Ele é encontrado nos óleos vegetais como o óleo de girassol, milho e soja.

Os **ácidos graxos ômega 3** (ácido linolênico) são um tipo de gordura poli-insaturada "boa" que pode diminuir a probabilidade de doenças cardiovasculares, reduzindo a **aterosclerose** (entupimento das artérias). Os ácidos graxos ômega 3 são encontrados principalmente nos peixes de água fria. O salmão é muito rico em ômega 3, mas peixes como cavala, atum, arenque, truta e sardinha também possuem uma boa quantidade. Os nutricionistas sugerem que esses peixes devem fazer parte da dieta e devem ser consumidos duas ou três vezes por semana. O ácido linolênico, o ômega 3, é um nutriente importante para uma pele saudável. As fontes incluem o óleo de peixe, linhaça, nozes e sementes.

Ácidos graxos trans

Os ácidos graxos trans podem aumentar o tipo "ruim" de colesterol no sangue, conhecido como lipoproteína de baixa densidade (LDL). As LDLs são compostas principalmente de colesterol. Em contrapartida, as lipoproteínas de alta densidade (HDLs) são "boas" e possuem um alto teor de proteína. As lipoproteínas possuem proteínas e lipídios que transportam os lipídios insolúveis em água através do sangue.

O corpo fabrica o colesterol, portanto, ele não precisa ser consumido na dieta. O colesterol é um componente necessário das membranas celulares, células do cérebro e nervos e para a síntese da bile. Ele também é um precursor da vitamina D e dos hormônios esteroides. O colesterol e os fosfolipídios, com alguns triglicerídeos, são absorvidos pelo sistema linfático porque são insolúveis em água (sangue).

As gorduras saturadas são altamente processadas e fazem mal à saúde, aumentando o colesterol no sangue. As gorduras hidrogenadas também prejudicam a saúde, porque elevam os lipídios no sangue e o colesterol. As gorduras saturadas são encontradas principalmente em fontes animais e no óleo de coco e palmeira.

O excesso de colesterol ou gordura na dieta pode resultar em vasos sanguíneos entupidos, bloqueando o sangue e tornando a circulação mais lenta. Os níveis altos de colesterol podem levar a pressão alta, doença cardíaca e acidente vascular cerebral (derrame). Pápulas amarelas ou brancas ao redor dos olhos podem indicar nível alto de colesterol. O colesterol alto também pode ser geneticamente determinado.

Calorias

As gorduras têm muitas calorias. As calorias servem como combustível para o corpo e tornam a energia disponível para o trabalho; 1 g de gordura possui 9 calorias, enquanto 1 g de carboidrato ou de proteína possui 4 calorias. Quando uma pessoa consome muitas calorias e não as utiliza nas funções corporais, o corpo armazena o excesso de calorias como gordura. São necessárias cerca de 3.500 calorias extras para que o corpo armazene 500 g de gordura. Essas calorias extras podem vir da ingestão de gordura, carboidratos e até mesmo do consumo de proteínas.

O número de calorias necessárias para o funcionamento do corpo varia conforme o estilo de vida. Nos Estados Unidos, a obesidade dobrou nas últimas duas décadas. Quase um terço dos norte-americanos são obesos; isto é, eles possuem um índice de massa corporal (IMC) de 30 kg/m^2 ou mais. Mudar a dieta e

Você sabia?

A gordura corporal pode armazenar fármacos não absorvidos que você tomou anos atrás.

As diretrizes do USDA recomendam quantidades diárias para um consumo nutricional balanceado. A ingestão recomendada de calorias é de 2.300 a 3.000 para os homens e de 1.900 a 2.200 para as mulheres. Como regra geral para as categorias alimentares, 45% a 65% da dieta devem ser formados por carboidratos; 15% a 20% de proteínas e 30% de gorduras.

Recursos da web

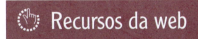

Para calcular o seu IMC, visite o site (em inglês) http://www.healthatoz.com.

Atenção!

As alergias aos alimentos são comuns e podem ser graves. Em alguns casos, a alergia alimentar pode não ser detectada como um caso de alergia. Uma alergia a moluscos, alga ou amendoim pode provocar reações adversas aos tratamentos corporais em *spas* se os ingredientes contiverem algas ou óleo de amendoim. O formulário de entrada no *spa* deve incluir essas informações, e você deve discutir as possíveis alergias com seu cliente. Saiba quais componentes você está usando na pele. Lembre-se de informar suas alergias para as outras pessoas.

o estilo de vida é necessário para interromper essa tendência prevalente. Por sua vez, algumas pessoas estão abaixo do peso e desnutridas, o que também não é saudável. Manter um peso médio e uma dieta balanceada são objetivos ideais para a boa saúde.

Os nutricionistas aconselham que 55% a 60% das calorias devem ser obtidas por meio do consumo de carboidratos – principalmente grãos, pão, macarrão, vegetais e frutas. O doce também é um carboidrato, mas ele deve ser limitado a no máximo 240 calorias por dia para as mulheres e 310 calorias para os homens.

A maioria das autoridades nutricionais recomendam que a gordura seja limitada a, no máximo, 30% da dieta. No máximo 10% desse valor devem vir das gorduras saturadas. As gorduras saturadas são encontradas principalmente nas carnes e nos laticínios. Os óleos poli-insaturados e monoinsaturados estão presentes principalmente nos óleos vegetais. Alimentos como *fast-foods*, frituras, lanches e produtos que contenham creme são ricos em gordura e devem ser evitados ou consumidos com moderação.

Os requisitos de proteína constituem o equilíbrio da dieta, de 15% a 20%.

Enzimas

As **enzimas** são catalisadores biológicos constituídos de proteínas e vitaminas. Elas transformam as moléculas complexas dos alimentos em moléculas menores, para utilizar a energia extraída do alimento. As enzimas também são necessárias para provocar ou acelerar as reações do corpo. As matérias presentes no corpo são reduzidas pelas enzimas em dióxido de carbono, água e produtos finais desnecessários, que são eliminados. As vitaminas também auxiliam no processo de quebrar moléculas complexas em moléculas mais simples.

Micronutrientes: vitaminas

As vitaminas ou **micronutrientes** são substâncias que não têm calorias e que são necessárias para que muitos nutrientes sejam adequadamente processados pelo corpo. Elas também são úteis para muitos processos executados pelas células e para a produção de substâncias bioquímicas necessárias para a vida. A maioria das vitaminas deve ser consumida na dieta, porque o organismo não pode sintetizá-las em quantidades

Tabela 5–1 O gráfico da nutrição: vitaminas, minerais e fontes alimentares

Recomendação de ingestão de vitaminas e minerais	Fontes naturais	Funções	Sintomas de deficiência
A Homens – 900 mcg Mulheres – 700 mcg	Frutas e vegetais de cores amarelo-alaranjada e verdes, cenoura, laticínios, óleo de peixe.	Crescimento e reparo dos tecidos corporais, formação dos ossos, visão.	Cegueira noturna, pele descamada e seca, perda do olfato e apetite, fadiga, deterioração dos ossos.
B-1 Tiamina Mulheres – 1,1 mg Homens – 1,2 mg	Grãos, oleaginosas, gérmen de trigo, peixe, aves, legumes, carne.	Metabolismo, manutenção do apetite, função dos nervos, estado mental saudável e tônus muscular.	Distúrbios nervosos, cãibra, fadiga, perda do apetite e da memória, irregularidade do coração.
B-2 Riboflavina Mulheres –1,1 mg Homens – 1,3 mg	Grãos integrais, verduras, fígado, peixe, ovos.	Metabolismo, saúde da pele, unhas e cabelos, respiração das células, formação de anticorpos.	Rachaduras e lesões nos cantos da boca, distúrbios digestivos e glóbulos vermelhos.
B-6 Piridoxina 1,3 mg	Grãos integrais, folhas de cor verde, levedura, banana, miúdos.	Metabolismo, formação de anticorpos, equilíbrio do sódio/potássio.	Dermatite, distúrbios do sangue, nervosismo, fraqueza, rachaduras na pele, perda da memória.
Biotina (sem RDA)	Legumes, ovos, grãos, levedura.	Metabolismo, formação de ácidos graxos.	Pele seca e opaca, depressão, dor muscular, fadiga, perda do apetite.
B-12 Cobalamina 2,4 mcg	Ovos, leite, laticínios, peixe, miúdos.	Metabolismo, saúde do sistema nervoso, formação das células do sangue.	Nervosismo, neurite, fadiga.
Colina (sem RDA)	Lecitina, gérmen de trigo, peixe, gema de ovo, grãos de soja.	Metabolismo e transmissão dos nervos, regula o fígado, rins e vesícula.	Hipertensão, úlceras estomacais, problemas do fígado e dos rins.
Ácido fólico 400 mcg	Folhas de cor verde-escura, miúdos, levedura, laticínios.	Formação de glóbulos vermelhos, crescimento e divisão das células (RNA e DNA).	Distúrbios gastrointestinais, crescimento comprometido, perda de memória, anemia.

(continua)

Tabela 5–1 O gráfico da nutrição: vitaminas, minerais e fontes alimentares (cont.)

Recomendação de ingestão de vitaminas e minerais	Fontes naturais	Funções	Sintomas de deficiência
Niacina Mulheres – 14 mg Homens – 16 mg	Carne, aves, peixe, laticínios, amendoim.	Metabolismo, saúde da pele, língua e sistema digestório, circulação, essencial para a síntese dos hormônios sexuais.	Fadiga, indigestão, irritabilidade, perda de apetite, problemas de pele.
Ácido pantotênico (sem RDA)	Grãos integrais, semente de abóbora e gergelim.	Metabolismo, estimula o sistema nervoso e glandular, respiração celular.	Doença cardíaca, distúrbios glandulares e nervosos, má circulação.
C-Ácido ascórbico Mulheres – 75 mg Homens – 90 mg	Frutas cítricas, vegetais, tomate, batata.	Ajuda na cicatrização, manutenção do colágeno, resistência às doenças.	Sangramento das gengivas, hematomas, cicatrização lenta de feridas, hemorragia do nariz, má digestão.
D 5 mcg	Gema de ovo, miúdos, peixe, leite fortificado.	Formação de ossos saudáveis, funções circulatórias saudáveis, sistema nervoso.	Raquitismo, osteoporose, crescimento deficiente, irritabilidade do sistema nervoso.
E 15 mg	Vegetais de cor verde, gérmen de trigo, miúdos, ovos, óleos vegetais.	Glóbulos vermelhos, inibe a coagulação, respiração das células.	Atrofia muscular, depósitos de gordura anormais nos músculos, problemas gastrointestinais, doença cardíaca, impotência.
K (sem RDA)	Folhas verdes, leite, algas, óleo de cártamo.	Agente de coagulação, importante para o funcionamento correto do fígado e a longevidade.	Hemorragia.
Bioflavonoides (sem RDA)	Frutas.	Saúde do tecido conjuntivo, ajuda na utilização da vitamina C.	Tendência a sangrar facilmente, sangramento da gengiva, hematomas, semelhante aos sintomas da vitamina C.

(continua)

Tabela 5–1 O gráfico da nutrição: vitaminas, minerais e fontes alimentares (cont.)

Recomendação de ingestão de vitaminas e minerais	Fontes naturais	Funções	Sintomas de deficiência
Cálcio 1000 mg	Laticínios, tutano.	Ossos resistentes, dentes, tecido muscular, regulação dos batimentos cardíacos, coagulação.	Fragilidade óssea, osteoporose, palpitação.
Cromo Mulheres – 25 mg Homens – 35 mg	Óleo de milho, levedura, marisco, grãos integrais.	Uso da glicose pelo corpo, energia, uso eficaz da insulina.	Aterosclerose, intolerância diabética ao açúcar.
Cobre 900 mcg/dia	Grãos integrais, folhas de cor verde--escura frutos do mar, amêndoas.	Glóbulos vermelhos saudáveis, crescimento e formação dos ossos, une-se à vitamina C para formar a elastina.	Lesões da pele, fraqueza geral, respiração trabalhosa.
Iodo 150 mcg/dia	Sal de mesa com iodo, moluscos.	Parte do hormônio tiroxina, que controla o metabolismo.	Pele e cabelos secos, obesidade, nervosismo, bócio.
Ferro Mulheres – 18 mg Homens – 8 g	Carnes, peixe, folhas de cor verde-escura.	Formação de hemoglobina, qualidade do sangue, resistência ao estresse e a doenças.	Anemia, constipação, dificuldade para respirar.
Magnésio Mulheres – 320 mg Homens – 420 mg	Oleaginosas, vegetais verdes, grãos integrais.	Metabolismo.	Nervosismo, agitação, desorientação, coágulos.
Manganês Mulheres – 1,8 mg Homens – 2,3 mg	Gema de ovo, legumes, grãos integrais.	Produção de carboidratos e gorduras, produção de hormônios sexuais, desenvolvimento dos ossos.	Tontura, falta de coordenação muscular.
Fósforo 700 mg	Proteínas, grãos.	Desenvolvimento dos ossos, importante na utilização das proteínas, gorduras e carboidratos.	Fragilidade óssea, raquitismo, perda do apetite, respiração irregular.
Potássio (sem RDA)	Grãos, verduras, banana, frutas, legumes.	Equilíbrio dos líquidos, controla a atividade do músculo cardíaco, sistema nervoso e rins.	Batimento cardíaco irregular, cãibra nas pernas, pele seca, fraqueza geral.
Sódio (sem RDA)	Sal de mesa, moluscos, carnes e aves.	Mantém o sistema muscular, sanguíneo, linfático e nervoso, regula os fluidos corporais.	Fraqueza e atrofia muscular, náusea, desidratação.

(continua)

Tabela 5–1 O gráfico da nutrição: vitaminas, minerais e fontes alimentares (cont.)

Recomendação de ingestão de vitaminas e minerais	Fontes naturais	Funções	Sintomas de deficiência
Enxofre (sem RDA)	Peixe, ovos, oleaginosas, repolho, carne.	Formação de colágeno e dos tecidos do corpo, dá força para a queratina.	N/A
Zinco Mulheres – 8 mg Homens – 11 mg	Grãos integrais, farelo de trigo.	Digestão e metabolismo saudáveis, sistema reprodutor, ajuda na cicatrização.	Crescimento comprometido, maturidade sexual atrasada, cicatrização prolongada das feridas.
Selênio 55 mcg	Grãos integrais, fígado, carne, peixe.	Parte de um importante antioxidante, glutationa peroxidase.	Danos cardíacos, reduz a resistência do corpo às doenças crônicas.
Flúor Mulheres – 3 mg Homens – 4 mg	Água e creme dental com flúor.	Formação dos ossos e dentes.	Deterioração elevada dos dentes.

Você sabia?

Você sabia que 500 g de gordura equivalem a 3.500 calorias?

suficientes para sustentar a vida. As vitaminas são necessárias para muitas reações químicas que transformam e reconstroem as proteínas, convertem os aminoácidos e sintetizam os ácidos graxos. Muitas também estão envolvidas na liberação da energia a partir dos carboidratos. Sem as vitaminas, o corpo não pode funcionar e pode morrer.

As vitaminas cumprem uma função importante na saúde da pele, ajudando na cicatrização, suavização e combate às doenças da pele. Foi comprovado que as vitaminas antioxidantes como as vitaminas A, C e E causam efeitos positivos na saúde da pele. Embora os especialistas concordem que a ingestão de vitaminas ainda é a melhor maneira de apoiar a saúde da pele, aplicações tópicas de vitaminas também servem para que ela seja nutrida.

É ideal que os nutrientes de que o corpo precisa para funcionar adequadamente e sobreviver venham dos alimentos que consumimos (Tabela 5–1). Se a alimentação diária de uma pessoa não fornece todos os nutrientes necessários e em quantidades adequadas, os suplementos de vitaminas e minerais podem ajudar (desde que isso não exceda as RDAs). O consumo de medicamentos pode interferir na capacidade do corpo para absorver as vitaminas e minerais.

As vitaminas são divididas em duas categorias: solúveis em gordura (vitaminas A, D, E e K) e solúveis em água (vitaminas do Complexo B e C).

Vitaminas solúveis em gordura

As vitaminas A, D, E e K são solúveis em gordura. As vitaminas lipossolúveis (solúveis em gordura) podem ser armazenadas no fígado e no tecido adiposo por longos períodos. Uma vez que podem ser armazenadas no corpo, é possível que o excesso da ingestão pode resultar em toxicidade (hipervitaminose) ao longo do tempo, principalmente de vitaminas A e D. As vitaminas solúveis em gordura protegem a membrana externa das células.

Vitamina A

A **vitamina A** é um grupo de componentes chamados **retinoides**. O ácido retinoico e o retinol auxiliam na manutenção do tecido epitelial saudável. O retinol é uma substância utilizada nos produtos desenvolvidos para o tratamento do envelhecimento cutâneo.

A vitamina A é necessária para uma boa visão, especialmente a noturna. Sua deficiência pode resultar em uma condição conhecida como cegueira noturna, que é o comprometimento da capacidade dos olhos de se adaptarem à escuridão. A vitamina A também é importante para a conservação adequada do tecido epitelial que constitui a superfície dos pulmões, intestinos, membranas mucosas, bexiga e pele. Essas superfícies produzem muco, que é importante para a proteção e a flexibilidade.

A vitamina A ajuda na saúde geral da pele. Ela auxilia no funcionamento e reparo das células da pele. A vitamina A é um antioxidante que pode ajudar a prevenir

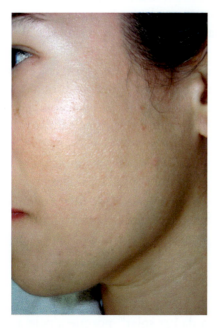
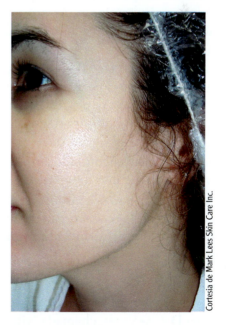

Figura 5–4a, b Exemplos do uso do Retin-A na pele.

Foco...

SUA PELE

Embora uma dieta saudável não garanta sempre uma pele saudável, você é o que você come. Seu corpo não pode produzir uma pele saudável sem os nutrientes adequados. Os antioxidantes são os melhores amigos de sua pele.

certos tipos de câncer, incluindo o de pele; foi comprovado que ela melhora a elasticidade e a espessura da pele.

A vitamina A pode ser aplicada na pele (uso tópico) para tratar diferentes tipos de acne e outros problemas, principalmente as rugas. Ela é encontrada em muitos cremes e loções. Os derivados da vitamina A são usados em muitos cremes prescritos para a pele e são chamados ácido retinoico ou Retin-A, conhecidos como retinoides. A tretinoína, mais conhecida como Retin-A ou Renova®, é usada para tratar tanto a acne como a pele danificada pelo sol. Os retinoides também são usados em formulações para cuidados com a pele. O retinol ajuda a melhorar a aparência da pele danificada pelo sol e pode ajudar em outros distúrbios estéticos (Figura 5–4a – b). O polipeptídeo palmitato de retinila e o betacaroteno também são usados nos cuidados com a pele, principalmente por suas propriedades antioxidantes.

Sem a vitamina A, uma proteína de queratina dura se forma no corpo, comprometendo a função celular dos tecidos epiteliais, substituindo o muco e, às vezes, resultando em infecção bacteriana. Essas superfícies também são locais frequentes para o desenvolvimento do câncer. Existem pesquisas em andamento para determinar a função da vitamina A na prevenção do câncer.

Uma vez que o corpo armazena a vitamina A, seu consumo exagerado pode resultar em toxicidade. Essa condição pode ser grave, causando perda dos cabelos, lábios muito secos e danos ao fígado, baço e outros órgãos. As pessoas devem evitar tomar mais de 15.000 equivalentes do retinol (ER) por dia. Essa condição geralmente é um problema apenas quando as pessoas tomam muitos suplementos de vitamina A. Ele é uma pró-vitamina A. As pró-vitaminas, também chamadas precursoras, são substâncias que são convertidas na vitamina propriamente dita uma vez que entram no corpo.

Ele é responsável pela cor de muitas frutas e vegetais. Os carotenos consumidos na dieta são importantes para controlar os radicais livres formados durante as reações bioquímicas no corpo. As pesquisas também apontam para a possibilidade de que eles cumpram um papel importante na formação e função das células do sistema imune.

O betacaroteno é encontrado em vegetais coloridos como a cenoura, em verduras de cor verde-escura como o espinafre e em frutas de cor amarelo-alaranjada.

A maioria das pessoas consome metade de sua necessidade diária de vitamina A através do retinol; e a outra metade com o betacaroteno. O leite fortificado contém vitamina A; fortificado significa que uma vitamina foi adicionada a um produto alimentício.

Vitamina D

A vitamina D é, às vezes, chamada "vitamina da luz solar", porque a pele a sintetiza a partir do colesterol quando exposta a essa luz. Isso não é uma recomendação de bronzeamento, porque a pele também é gravemente danificada pela exposição ao sol. Quantidades mínimas de luz solar bastam para a síntese da vitamina D.

A principal função da vitamina D é permitir que o corpo absorva e use adequadamente o cálcio, elemento necessário para o desenvolvimento e a conservação dos ossos. A vitamina D também promove a cicatrização rápida e saudável da pele. Uma vez que ela ajuda a suportar a estrutura óssea do corpo, é encontrada em muitos alimentos fortificados e suplementos nutricionais. As fontes alimentares incluem o leite fortificado, óleos de peixe, gema de ovo e manteiga. Os alimentos vegetais não são uma boa fonte de vitamina D.

A deficiência de vitamina D resulta em um problema chamado raquitismo, uma condição encontrada em crianças em crescimento caracterizada pela malformação dos ossos. Nos adultos, a deficiência da vitamina D resulta em uma condição chamada osteomalacia, ou raquitismo adulto, que é o amolecimento e a flexão graduais dos ossos. Essa doença é mais comum nas mulheres e frequentemente se desenvolve pela primeira vez durante a gravidez.

A **osteoporose** é uma redução na qualidade do osso, ou a atrofia do tecido esquelético. Ela é um distúrbio relacionado à idade que afeta 20 milhões de pessoas nos Estados Unidos, 80% delas mulheres acima de 45 anos. A falta de vitamina D contribui para esse distúrbio. A psoríase também pode estar ligada à deficiência da vitamina D.

A vitamina D é armazenada no corpo, portanto, é possível – embora raro – ter sintomas tóxicos de seu excesso; a maioria dos casos de toxicidade resulta do uso excessivo de suplementos de vitamina D.

Vitamina E

A **vitamina E ou tocoferol** é o principal antioxidante da membrana celular. Os antioxidantes são importantes para proteger o corpo contra os danos causados pelos radicais livres (as moléculas instáveis que roubam os elétrons de outras moléculas).

O tocoferol ajuda a combater os radicais livres, para que as membranas das células não sejam danificadas. O dano contínuo dos radicais livres é associado a muitas doenças, formação de tumores e ao processo de envelhecimento do corpo e da pele. Geralmente, a vitamina E protege muitos tecidos do corpo contra os danos, para que eles possam funcionar normalmente.

Quando combinada com a vitamina A, a vitamina E ajuda a proteger a pele contra os danos prejudiciais dos raios solares. Ela também ajuda a curar os tecidos danificados, quando usada interna ou externamente. Quando aplicada na pele em loções tópicas ou cremes, a vitamina E pode ajudar a eliminar os danos estruturais, incluindo queimaduras e estrias.

São boas fontes de vitamina E os óleos vegetais e produtos feitos a partir deles, como a margarina. Outras fontes alimentares de vitamina E incluem nozes, cereais integrais e abacate.

Vitamina K

A **vitamina K** é essencial para a síntese das proteínas necessárias para a coagulação do sangue. A coagulação é o fator que interrompe uma hemorragia ou sangramento.

A vitamina K ajuda a diminuir a presença de vasos capilares anormais, fortalecendo suas paredes.

Ela é encontrada nos vegetais verdes, como brócolis e espinafre. A deficiência de vitamina K, embora rara, resulta em uma hemorragia difícil de controlar e pode estar relacionada aos distúrbios que impedem a absorção adequada de gorduras.

Vitaminas solúveis em água

As vitaminas solúveis em água (Complexo B e C) beneficiam a parte interna das células. Elas não permanecem no corpo por muito tempo; ele deve ter suprimentos regulares dessas vitaminas, porque elas são usadas em quase todas as reações metabólicas e depois eliminadas – ou seja, não são retidas pelo corpo. A maioria delas é facilmente obtida em vários alimentos.

Vitaminas do Complexo B

Existem oito **vitaminas do Complexo B**: *niacina, B1 (tiamina), B2 (riboflavina), B6 (piridoxina), biotina, B12 (cobalamina), ácido fólico (folacina) e ácido pantotênico*. Elas interagem com outras vitaminas solúveis em água e agem como coenzimas (catalisadores) para facilitar as reações enzimáticas.

- A *niacina* é uma parte necessária de muitas reações metabólicas. A maioria dessas reações complexas são importante na liberação da energia dos carboidratos. O corpo precisa da niacina para fabricar os esteroides e também os glóbulos vermelhos. As proteínas são as melhores fontes de niacina: carnes, amendoim, feijão, leite e ovos. Uma parte da niacina é encontrada em produtos integrais e alimentos enriquecidos. A pelagra é uma doença associada à deficiência dessa vitamina. Ela pode afetar a pele, as funções mentais, o trato intestinal e causar a morte.

- A *riboflavina* (vitamina B2) é uma vitamina solúvel em água que trabalha com as enzimas para produzir energia nas células, que usam a vitamina B2 para fabricar diversos aminoácidos e ácidos graxos. A vitamina B2 é encontrada no leite, carnes, fígado, verduras escuras, brócolis, ovos, salmão e atum. Os grãos e o pão frequentemente são fortificados com riboflavina. A deficiência pode resultar em crescimento retardado, dano ao tecido nervoso, pele seca e rachaduras nos lábios e nos cantos da boca, conhecidas como queilose, inchaço e vermelhidão da língua.

- A *tiamina* (vitamina B1) está envolvida na extração de energia da glicose e na síntese de lipídios para o estoque de energia. Remove o dióxido de carbono das células e converte os carboidratos armazenados como gordura. A vitamina B1 é encontrada na carne de porco magra, carne bovina, cereais fortificados, grãos integrais como o trigo integral e oleaginosas. O beribéri é a doença causada pela deficiência da vitamina B1. Ele afeta o sistema nervoso e pode diminuir a frequência cardíaca e causar distúrbios mentais. Nas crianças, ele compromete o crescimento. A deficiência da vitamina B1 também pode ser causada pelo abuso de álcool.

- A *piridoxina* (vitamina B6) é importante no metabolismo das proteínas, para transformar e reconstruir os aminoácidos conforme necessário para o corpo. Várias substâncias químicas importantes, incluindo a histamina, são produzidas em combinação com a vitamina B6. As pesquisas mostraram que essa vitamina pode melhorar os efeitos da tensão pré-menstrual (TPM) e a irritabilidade. A vitamina B6 está presente nas carnes, soja, peixes e nozes e também nos legumes e frutas, como banana, batata, ameixa e abacate. Sua deficiência resulta em muitos sintomas, incluindo a falta de coordenação e os problemas de acuidade mental, e ela pode afetar os níveis de glóbulos brancos. Ela é fortemente ligada à síntese das proteínas. Muitos problemas são associados a uma deficiência e criam um efeito dominó em muitas outras reações.

- A *folacina*, também conhecida como ácido fólico, é uma importante vitamina do complexo B. Ela está envolvida no processamento dos aminoácidos e no transporte de certas moléculas. Isso é importante para as células que fabricam as substâncias químicas que promovem a saúde mental. As vitaminas B12 e C devem estar presentes para que a folacina funcione adequadamente. Como muitas outras vitaminas importantes, a folacina é encontrada nas verduras escuras. Aspargos, melão, batata-doce e ervilha verde são boas fontes de folacina. A deficiência pode causar vários problemas mentais, incluindo oscilações do humor, hostilidade e perda de memória. Existe uma ligação entre a ingestão baixa de folacina e os problemas de nascença e também o câncer colorretal.

- A *biotina* está envolvida na formação da energia pelas células e também na síntese de proteínas e ácidos graxos. Ela é produzida no trato intestinal por micróbios (bactérias "boas") e está presente no leite, fígado e outras carnes de órgãos. As deficiências são causadas principalmente pelos distúrbios intestinais ou pela má absorção. Os antibióticos podem matar as bactérias boas com as ruins, causando níveis baixos de biotina.

- A *cobalamina* (vitamina B12) é importante na ativação da folacina, na síntese do ácido graxo e na síntese do DNA, em combinação com a formação adequada de glóbulos vermelhos pela medula óssea. Fígado, salmão, marisco, ostra e gema são algumas fontes de vitamina B12. Um distúrbio chamado anemia perniciosa é causado pela falta de vitamina B12, ou da má absorção dessa vitamina causada por outras doenças. A absorção dessa vitamina diminui com a idade, tornando os sintomas de deficiência mais prováveis em pessoas idosas.

- O *ácido pantotênico* é importante em vários processos envolvidos na síntese dos ácidos graxos e no metabolismo de proteínas e carboidratos. Sua função na síntese dos ácidos graxos inclui a síntese de hormônios, colesterol e fosfolipídios. Esses dois últimos são importantes na função de barreira da pele (a matriz de lipídios que protege a superfície da pele). Essa vitamina também ajuda no funcionamento das glândulas suprarrenais. A deficiência de ácido pantotênico é praticamente inexistente. Ele está presente em muitos alimentos, mas não nas frutas.

Vitamina C

A **vitamina C**, também conhecida como **ácido ascórbico**, executa numerosas funções no corpo. É um antioxidante que ajuda a protegê-lo de muitas formas de oxidação e dos problemas que envolvem os radicais livres, e tem papel importante em muitas atividades metabólicas e imunológicas. Pesquisas sugerem que uma ingestão adequada de vitamina C pode desempenhar papel importante na redução do risco do câncer, graças a sua capacidade de impedir que os radicais livres ataquem o DNA. Os danos do DNA podem levar à formação de células cancerosas.

A vitamina C é necessária para o reparo adequado da pele e dos tecidos. Ela é importante para combater o processo de envelhecimento e promove a produção de colágeno nos tecidos dérmicos, mantendo a pele firme e saudável. Uma das funções mais importantes da vitamina C é na formação de colágeno na pele e também na cartilagem e nos discos espinais. Ela também regenera a vitamina E, permitindo que esta neutralize mais radicais livres.

A vitamina C ajuda a prevenir os danos às paredes dos capilares que podem causar hematomas, sangramento das gengivas e rompimento dos vasos. Ela também protege o organismo da doença cardiovascular, ajudando a conservar as paredes dos vasos sanguíneos e impedindo a oxidação do mau colesterol, que pode levar ao entupimento dos vasos. A vitamina C ajuda o corpo a lidar com o estresse e é facilmente esgotada durante épocas de muita tensão. Essa vitamina facilita a absorção do mineral ferro, porque o ácido ascórbico reduz o ferro férrico ao estado ferroso, que é mais facilmente absorvido. Os estudos também mostram que a vitamina C ajuda a reduzir a duração e a severidade dos resfriados.

Ela é encontrada nas frutas cítricas, nos vegetais de folhas verde-escuras, tomate, e outras frutas, verduras e legumes. Ela é facilmente esgotada nos fumantes, um fato importante, porque eles têm maior formação de radicais livres no corpo. As pesquisas sugerem que os fumantes precisam do dobro de vitamina C que os não fumantes. Os sintomas de escorbuto em função de sua deficiência incluem hematomas, sangramento das gengivas, cicatrização ruim e anemia. O escorbuto é raro, mas pode ocorrer em pessoas com dieta inadequada e é ocasionalmente encontrado em idosos.

Os **bioflavonoides** melhoram a absorção da vitamina C. Eles aliviam a dor e os hematomas. Além disso, protegem os vasos capilares. Promovem a circulação, têm um efeito antibacteriano e podem reduzir os sintomas do herpes bucal. Os bioflavonoides são antioxidantes encontrados nas cascas de frutas cítricas, pimenta, uva, alho, frutos silvestres e chá-verde.

Minerais

O corpo precisa de muitos **minerais**. Esses materiais inorgânicos são importantes para muitas reações celulares e funções do corpo. A maioria é necessária em quantidades relativamente pequenas, mas são essenciais para a vida.

Minerais essenciais

Alguns dos minerais importantes e suas funções são os seguintes:

- O *cálcio* é importante para a formação e conservação dos dentes e dos ossos. Ele ajuda a evitar a osteoporose, uma doença degenerativa caracterizada por redução da massa óssea, aumento da fragilidade óssea e um risco maior de desenvolver fraturas.

- O *magnésio* é necessário para a liberação da energia, para a síntese de proteínas e está envolvido na condução de impulsos nervosos que estimulam a contração muscular.
- O *fósforo* está presente no DNA e envolvido na liberação da energia. Ele é necessário para a formação de ossos e dentes e ajuda nos processos de retirada da energia das vitaminas e alimentos.
- O *potássio* é necessário para o uso da energia, o equilíbrio da água e o movimento muscular. Ele ajuda a manter a pressão arterial e regula a transferência e as reações dos nutrientes das células. Também é importante para as funções cardíacas e do sistema nervoso.
- O *sódio* movimenta o dióxido de carbono, regula os níveis de água e transporta os materiais através das membranas das células. Ele também regula o pH do sangue e ajuda na função do estômago, músculos e nervos. Para limitar a ingestão de sódio, as pessoas devem consumir 2.000 mg (aproximadamente uma colher de chá de sal) por dia. Escolha e prepare alimentos com pouco sal. O sódio e o potássio precisam ser equilibrados, portanto, consuma alimentos ricos em potássio, como frutas e legumes. Em média, quanto mais alta a ingestão de sal (cloreto de sódio), mais alta a pressão arterial. Nos Estados Unidos, quase todas as pessoas consomem muito mais sal que precisam. A diminuição da ingestão de sal é recomendada para reduzir o risco de pressão arterial elevada.

Minerais-traço

Outros minerais necessários para o corpo são os minerais-traço. Eles são necessários em quantidades muito pequenas. Os minerais-traços são essenciais para as funções vitais do corpo. A seguir, estão descritas resumidamente as funções dos minerais-traço.

> **(?) Você sabia?**
>
> Os vegetarianos precisam de mais proteína, ferro, vitamina B12, cálcio e vitamina D.

> **Para sua informação**
>
> O termo "moderadamente ativo" significa um nível de atividade equivalente a caminhar 2,5 a 5 km em um ritmo de 5 a 6,5 km/h e atividades físicas diárias leves. O termo "ativo" inclui uma atividade equivalente a caminhar mais de 5 km por dia.
>
> Caminhar queima 280 calorias por hora. Correr queima 590 calorias por hora.

> **(!) Atividade**
>
> Faça um diário com todos os alimentos que você consome durante o dia, lendo os rótulos e registrando as calorias e valores nutricionais. Compare esses valores com as recomendações diárias. Seu consumo se aproxima das porções recomendadas? O diário pode ajudá-lo a se concentrar melhor no que você come e a promover hábitos saudáveis.

- O *ferro* é necessário na produção de hemoglobina e na oxigenação dos glóbulos vermelhos. O ferro é também essencial para as enzimas e o sistema imune.
- O *iodo* ajuda a metabolizar o excesso de gordura e é importante no desenvolvimento e na saúde da tireoide.
- O *zinco* é importante para a síntese da proteína e para a formação do colágeno. Seu papel no metabolismo proteico está associado à cicatrização de feridas e à saúde da pele. O zinco também é indispensável para a saúde do sistema imune.
- O *cobre* ajuda na formação dos ossos, hemoglobina, células e elastina. Ele está envolvido na cicatrização e na produção de energia e é essencial para a síntese de colágeno.
- O *cromo* é um mineral que auxilia na produção de energia, participa do metabolismo dos carboidratos e ajuda na síntese de gorduras e proteínas. Ele também auxilia a manter estáveis os níveis de glicose no sangue, aumentando a atividade do hormônio insulina.
- O *flúor* é necessário para a formação saudável dos dentes e ossos.
- O *selênio* é um antioxidante vital que protege o sistema imune. Ele trabalha com a vitamina E para produzir anticorpos e manter o coração saudável; também é necessário para a elasticidade do tecido.
- O manganês facilita o metabolismo do carboidrato, da proteína e dos lipídios, promove a saúde dos nervos e ajuda na função do sistema imune. Ele também atua na produção de energia e na formação dos ossos.

Nutrição e estética

A nutrição adequada é um fator importante para a manutenção da saúde da pele. Alguns alimentos afetam diretamente certas condições da pele, mas também existem muitos mitos sobre alimentos e pele. Um exemplo é a crença de que o chocolate pode causar ou piorar a acne. A verdade é que as guloseimas e doces não são saudáveis e não devem ser consumidos em grandes quantidades, mas eles não afetam a acne diretamente. Entretanto, o excesso de iodo pode provocar a acne (Figura 5–5).

À medida que os estudos científicos continuarem, a correlação entre os alimentos e a acne irá se tornar mais clara. Já se sabe que os alimentos apimentados e o consumo de álcool podem induzir os rubores do tipo rosácea. A dieta afeta a pele, enquanto esta é um indicador da saúde geral do corpo. Algumas mulheres têm dietas tão

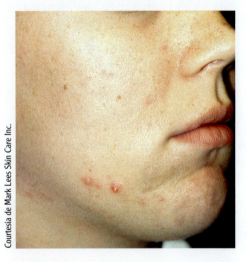

Figura 5–5 O excesso de iodo pode causar acne.

Para sua informação

Algumas empresas de produtos para cuidados com a pele fabricam suplementos de vitaminas e minerais desenvolvidos para proporcionar uma pele saudável.

pobres em lipídios que o nível de gordura do corpo torna-se muito baixo, resultando em desequilíbrios hormonais que podem causar problemas de pele, como hiperpigmentação e algumas formas de acne.

Preocupações do cliente com a saúde

A obesidade e a perda de peso preocupam muitos clientes. Embora eles possam conversar com você sobre suas preocupações com a saúde, é importante lembrar que a menos que você tenha se formado em nutrição, não deve aconselhar as pessoas nessa área. Isso pode colocar a saúde do cliente em risco e ainda ter consequências legais. Os clientes que têm dúvidas graves sobre problemas nutricionais devem ser encaminhados a um nutricionista. As dietas da moda são numerosas. A cada semana surge um novo esquema ou plano mágico para perder peso.

Aqui está a verdade sobre a perda de peso:

- A única maneira de perder peso é queimar mais calorias que você consome.
- Certas dietas podem causar desequilíbrios químicos que prejudicam o corpo.
- As vitaminas e suplementos não substituem a nutrição adequada. Você pode obter a maioria das vitaminas e minerais de que necessita em uma dieta balanceada.
- Os suplementos de vitaminas e minerais têm pouco valor nutricional, porque não fornecem os elementos básicos – carboidratos, proteínas e gorduras – necessários para os processos vitais.
- Uma dieta balanceada é necessária para que as vitaminas e minerais tenham efeito. Comparando a nutrição com a construção e conservação de uma casa, os pregos (vitaminas e minerais) não servem para nada sem a madeira e os tijolos (proteínas, carboidratos e lipídios).
- Nenhum ingrediente mágico pode causar a perda de peso sem provocar outros efeitos no corpo, às vezes prejudiciais.
- A melhor maneira de perder peso e conservar o peso adequado é adotar uma dieta saudável e combiná-la com exercícios físicos.

Opções de alimentos

Opções de alimentos saudáveis estão mais fáceis de serem encontradas, porque no mundo moderno as pessoas estão mais preocupadas com a saúde. A abundância de opções facilita o consumo de alimentos nutritivos e de alta qualidade.

A educação e os avanços científicos aumentaram nosso conhecimento da nutrição e de como os alimentos afetam a saúde. Os alimentos orgânicos são cultivados sem pesticidas e agentes químicos, e estão se tornando mais populares à medida que as pessoas se conscientizam.

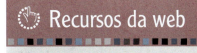

Recursos da web

http://www.mypyramid.gov
http://health.gov
http://ams.usda.gov
http://www.fda.gov
http://quickstudycharts.com

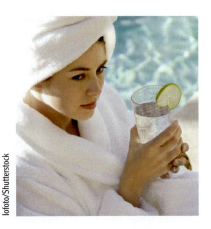

Figura 5–6 A água é um nutriente essencial.

Os mercados e lojas de alimentos saudáveis se tornaram mais comuns. Até os restaurantes de *fast-food* oferecem alternativas mais saudáveis. Selecionar o que você ingere é uma escolha; comer alimentos frescos sem conservantes depende de você. Os suplementos nutricionais e fitoterápicos são outro assunto. Existem muitas informações sobre a nutrição e a saúde. Como em qualquer outra área, é recomendável fazer suas pesquisas e verificar a exatidão dos fatos. Com o progresso das pesquisas científicas, o que é verdadeiro hoje pode mudar amanhã.

A água e a pele

Existe um nutriente essencial sem o qual ninguém pode viver, e ele é a água (Figura 5–6). Para funcionar adequadamente, o corpo e a pele dependem muito da água. A água constitui 50% a 70% do peso do corpo. Beber água pura é essencial para manter a saúde do corpo e da pele; ela conserva a saúde das células e ajuda na eliminação de toxinas e resíduos, na regulação da temperatura do corpo e na digestão adequada. Quando todas essas funções estão em harmonia, elas ajudam a pele a permanecer saudável, viva e atraente. Em média, é recomendável beber 9 a 12 copos de água por dia.

Fatos sobre a água

Nos Estados Unidos, estima-se que 75% das pessoas estejam cronicamente desidratadas. As pesquisas sugerem que existem vários benefícios da água sobre a saúde e o funcionamento do corpo:

- Até mesmo uma desidratação branda torna o metabolismo mais lento em até 3%.
- Beber água pode ajudar a controlar a vontade de comer de quem está fazendo dieta.
- A falta de água é a principal causa da fadiga durante o dia.
- Uma queda de 2% no nível de água do corpo pode piorar a memória de curto prazo e causar dificuldades nas operações matemáticas básicas e na concentração na tela do computador ou em uma página impressa, por exemplo.

Aqui está uma dica

Mantenha uma garrafa de água sempre disponível para manter seu corpo hidratado. Ofereça água ao cliente durante o atendimento (Figura 5–7).

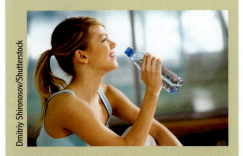

Figura 5–7 Incentive o cliente a beber água para manter a pele saudável.

Atividade

Apresentamos uma visão básica da nutrição neste capítulo. Se você estiver interessado em aprender mais sobre esse assunto, procure cursos ou livros sobre nutrição, que darão um conhecimento mais amplo sobre as questões de nutrição e saúde.

Necessidade de água para consumo

A quantidade de água de que uma pessoa precisa varia, dependendo do peso corporal e do nível diário de atividade física. A seguir, está uma fórmula simples que auxilia a determinar a quantidade diária de água a ser consumida. Divida seu peso corporal por 8. O resultado equivale a aproximadamente quantos copos de água de 240 ml você deve beber por dia. Por exemplo, se você pesa 80 kg, deve beber 10 copos de água por dia. Se você pratica atividades físicas intensas diariamente, adicione 2 copos de água ao resultado final. Isso o ajuda a repor os líquidos extras perdidos durante o exercício. Beber muita água não é recomendado, portanto, aumente a quantidade apenas se você estiver com sede ou desidratado. Como em qualquer hábito saudável, normalmente a moderação é a melhor opção para um equilíbrio nutricional.

Questões de revisão

1. O que é a pirâmide alimentar?
2. O que são calorias?
3. Quais são os três macronutrientes?
4. O que são proteínas?
5. O que são carboidratos?
6. Por que a gordura é necessária na dieta?
7. O que são micronutrientes?
8. O que são vitaminas solúveis em gordura?
9. O que são vitaminas solúveis em água?
10. Quais são as vitaminas antioxidantes?
11. Como a vitamina A é benéfica para a pele?
12. Cite as oito vitaminas B.
13. Liste os minerais e oligoelementos.
14. Por que a água é essencial para o corpo?
15. Como a vitamina C afeta a pele?

Glossário do capítulo

ácido desoxirribonucleico (DNA): material básico das informações genéticas; contém todos os dados que controlam a função de cada célula viva.

ácido linoleico: ômega 6, um ácido graxo essencial usado para fabricar hormônios importantes; também faz parte da barreira de lipídios da pele.

ácidos graxos ômega 3: ácido linolênico; um tipo de gordura poli-insaturada "boa" que pode diminuir as doenças cardiovasculares. Também é um anti-inflamatório e é benéfico para pele.

adenosina trifosfato (ATP): a substância que fornece energia para as células e converte o oxigênio em dióxido de carbono, um produto residual que nós expiramos.

alimentos complementares: combinações de dois alimentos, proteínas vegetais que, quando ingeridas com cereais (i.e: arroz e feijão), fornecem todos os aminoácidos essenciais e constituem uma proteína completa.

aminoácidos: ácidos orgânicos que formam os blocos que constituem a proteína.

aminoácidos não essenciais: aminoácidos que podem ser sintetizados pelo corpo e não precisam ser obtidos na dieta.

aterosclerose: entupimento das artérias.

bioflavonoides: flavonoides biologicamente ativos; considera-se que ajudam na saúde da pele e são encontrados abundantemente em frutas cítricas.

calorias: uma medida de unidades de calor; mede a energia do alimento para o corpo.

carboidratos: compostos que fornecem energia para o corpo.

dissacarídeos: carboidratos compostos de dois açúcares simples, como lactose e sacarose.

enzimas: catalisadores que quebram moléculas complexas dos alimentos para utilizar energia.

glicosaminoglicanos: substância de ligação à água localizada entre as fibras da derme.

gorduras (lipídios): macronutrientes usados para produzir energia no corpo; materiais contidos nas glândulas sebáceas que lubrificam a pele.

hipoglicemia: condição em que o nível de glicose ou gotas de açúcar no sangue é muito baixo; causada por excesso de insulina ou baixa ingestão de alimentos.

macronutrientes: nutrientes que constituem a maior parte da nutrição que ingerimos; os três grupos básicos de alimento: proteínas, carboidratos e gorduras.

micronutrientes: vitaminas e substâncias que não têm calorias, porém são essenciais para as funções do corpo.

minerais: materiais inorgânicos necessários para muitas reações das células e do corpo.

monossacarídeos: carboidratos compostos de uma unidade de açúcar básica.

mucopolissacarídeos: complexos de carboidratos/lipídios que também são bons para proporcionar ligação à água.

osteoporose: afinamento dos ossos que os torna frágeis e propensos a fraturas; causada pela reabsorção do cálcio no sangue.

polissacarídeos: carboidratos que possuem três ou mais moléculas de carboidratos simples.

proteínas: cadeias de moléculas de aminoácidos usadas em todas as funções da célula e no crescimento do corpo.

retinoide: derivado da vitamina A. Mostrou a capacidade de alterar a síntese do colágeno e é usado para tratar a acne e os sinais visíveis de envelhecimento. Os efeitos colaterais são irritação, fotossensibilidade, pele seca, vermelhidão e descamação.

vitamina A (retinol): antioxidante que ajuda no funcionamento e reparo das células da pele.

vitamina C (ácido ascórbico): vitamina antioxidante necessária para o reparo adequado da pele e dos tecidos.

vitamina D: vitamina solúvel em gordura, às vezes chamada "vitamina da luz solar" porque a pele sintetiza a vitamina D a partir do colesterol quando exposta à luz solar. Essencial para o crescimento e desenvolvimento.

vitamina E (tocoferol): vitamina antioxidante; ajuda a proteger a pele dos efeitos prejudiciais dos raios solares.

vitamina K: vitamina responsável pela síntese dos fatores necessários para a coagulação do sangue.

vitaminas do Complexo B: vitaminas solúveis em água e que interagem com outras que tenham essa mesma propriedade; também atuam como coenzimas (catalisadores), facilitando as reações enzimáticas. As vitaminas do complexo B incluem niacina, riboflavina, tiamina, piridoxina, ácido fólico, biotina, cobalamina e ácido pantotênico.

Referências bibliográficas

Food and Nutrition Board. Institute of Medicine: Dietary Reference Intake for: vitamin C, vitamin E, selenium and carotenoids. Washington, D.C., National Academies Press, 2000.

Food and Nutrition Board. Institute of Medicine: Dietary Reference Intake for: water, potassium, sodium, chloride and sulfate. Washington, D.C., National Academies Press, 2004.

Food and Nutrition Board. Institute of Medicine: Dietary Reference Intake for: calcium, phosphorus, magnesium, vitamin D and fluoride. Washington, D.C., National Academies Press, 1997.

Food and Nutrition Board. Institute of Medicine: Dietary Reference Intake for: vitamin A, vitamin K, arsenic, boron, chromium, copper, iodine, iron, manganese, molybdenum, nickel, silicon, vanadium and zinc. Washington, D.C., National Academies Press, 2002.

Glossário

absorção: transporte do alimento completamente digerido para o sistema circulatório, para alimentar os tecidos e células.

ácido desoxirribonucleico (DNA): material básico das informações genéticas; contém todos os dados que controlam a função de cada célula viva.

ácido linoleico: ômega 6, um ácido graxo essencial usado para fabricar hormônios importantes; também faz parte da barreira de lipídios da pele.

ácidos graxos ômega 3: ácido linolênico; um tipo de gordura poli-insaturada "boa" que pode diminuir as doenças cardiovasculares. Também é um anti-inflamatório e é benéfico para pele.

ácidos: substâncias que têm pH abaixo de 7, sabor azedo e tornam vermelho o papel tornassol azul.

adenosina trifosfato (ATP): a substância que fornece energia para as células e converte o oxigênio em dióxido de carbono, um produto residual que nós expiramos.

água: a mais abundante de todas as substâncias, constituindo aproximadamente 75% da superfície da Terra e 65% do corpo humano.

alimentos complementares: combinações de dois alimentos, proteínas vegetais que, quando ingeridas com cereais (i.e: arroz e feijão), fornecem todos os aminoácidos essenciais e constituem uma proteína completa.

aminoácidos não essenciais: aminoácidos que podem ser sintetizados pelo corpo e não precisam ser obtidos na dieta.

aminoácidos: ácidos orgânicos que formam os blocos que constituem a proteína.

ampere (A): unidade que mede a quantidade de uma corrente elétrica (quantidade de elétrons que fluem por um condutor).

anabolismo: metabolismo construtivo; processo de construção de moléculas maiores a partir das menores.

anaforese: processo de forçar a entrada de líquidos nos tecidos, do polo negativo na direção do positivo.

anatomia: estudo das estruturas que constituem o corpo humano e que podem ser vistas a olho nu. Trata-se de uma ciência que estuda a estrutura e constituição dos organismos e de suas partes.

ânodo: eletrodo positivo.

antioxidantes: combatem os radicais livres. Podem ser substâncias como vitaminas e são usados como ingredientes dos cosméticos. Também inibem a oxidação. São usados tanto para ajudar a condicionar a pele quanto para interromper as reações de oxidação que torna os produtos ranços e os estraga.

antissépticos: agentes que podem matar, retardar ou prevenir o crescimento de bactérias.

aponeurose: tendão que conecta o occipital e o frontal.

ar: mistura gasosa que compõe a atmosfera da Terra. É inodoro, incolor e geralmente consiste de cerca de 1 parte de oxigênio e 4 de nitrogênio por volume.

artéria angular: artéria que fornece sangue para a lateral do nariz.

artéria auricular anterior: artéria que fornece sangue para a parte anterior da orelha externa.

artéria auricular posterior: artéria que fornece sangue para o couro cabeludo, acima e atrás da orelha.

artéria carótida externa: artéria que fornece sangue para as partes anteriores do couro cabeludo, orelha, face, pescoço e lateral da cabeça.

artéria carótida interna: artéria que fornece sangue para o cérebro, olhos, pálpebras, testa, nariz e ouvido interno.

artéria facial: artéria que fornece sangue para a região inferior da face, da boca e do nariz

artéria infraorbital: artéria que se origina na artéria maxilar interna e fornece sangue para os músculos do olho.

artéria labial inferior: artéria que leva o sangue até o lábio inferior.

artéria labial superior: artéria que fornece sangue para o lábio superior e região do nariz.

artéria occipital: artéria que fornece sangue para a pele, os músculos do couro cabeludo e a parte posterior da cabeça, até a coroa.

artéria parietal: artéria que fornece sangue para a lateral e coroa da cabeça.

artéria radial: artéria que fornece sangue para o dorso da mão e o lado do antebraço referente ao polegar.

artéria submentual: artéria que supre o sangue para o mento e o lábio inferior.

artéria supraorbital: artéria que supre o sangue para a pálpebra superior e a fronte.

artéria temporal média: artéria que fornece sangue para as têmporas.

artéria temporal superficial: artéria que fornece sangue para os músculos da parte anterior, lateral e topo da cabeça.

artéria transversa da face: artéria que supre o sangue para a pele e o masseter.

artéria ulnar: artéria que fornece sangue para a palma da mão e o músculo do braço situada do mesmo lado do dedo mínimo.

artérias carótidas comuns: artérias que fornecem sangue para a face, a cabeça e o pescoço.

artérias: tubos musculares e flexíveis de paredes espessas que transportam o sangue oxigenado do coração para os vasos capilares em todo o corpo.

articulação: conexão entre dois ou mais ossos do esqueleto.

assintomático: que não apresenta sintomas ou sinais de infecção.

aterosclerose: entupimento das artérias.

átomos: menores unidades da matéria. A combinação de diferentes átomos leva à diferentes substâncias.

átrio: um das duas câmaras superiores do coração, pela qual o sangue é bombeado para os ventrículos.

autoclave: aparelho para esterilização com calor úmido (vapor sob pressão).

axônio: processo ou extensão de um neurônio, através do qual os impulsos são enviados do corpo da célula.

bacilos: bactérias em formato de cilindros curtos; são as bactérias mais comuns; produzem doenças como tétano, febre tifoide, tuberculose e difteria.

bactérias: microrganismos unicelulares, também conhecidas como micróbios.

GLOSSÁRIO **151**

bactericida: capaz de destruir bactérias.

bases: também chamadas substâncias alcalinas; têm pH acima de 7, sabor amargo e tornam azul o papel tornassol vermelho.

bíceps braquial: músculo que produz o contorno do lado anterior do braço.

bioflavonoides: flavonoides biologicamente ativos; considera-se que ajudam na saúde da pele e são encontrados abundantemente em frutas cítricas.

calorias: uma medida de unidades de calor; mede a energia do alimento para o corpo.

carboidratos: compostos que fornecem energia para o corpo.

carpo: punho; articulação flexível constituída de oito ossos pequenos e irregulares unidos por cápsulas articulares.

catabolismo: fase do metabolismo que envolve a quebra de compostos complexos dentro das células em compostos menores, frequentemente resultando na liberação da energia para executar funções como esforços musculares, secreções ou digestão.

cataforese: processo de forçar as substâncias ácidas para os tecidos mais profundos, usando a corrente galvânica do polo positivo para o negativo.

cátodo: eletrodo negativo.

células: unidade básica de todos os seres vivos; massa minúscula de protoplasma capaz de realizar todas as funções fundamentais da vida.

cerebelo: localiza-se na base do cérebro e é ligado ao tronco cerebral; em latim, esse termo significa "cérebro pequeno".

circuito completo: o caminho de uma corrente elétrica desde a fonte geradora, passando pelos condutores e voltando à fonte original.

circulação pulmonar: processo de circulação do sangue do coração para os pulmões, para ser purificado.

circulação sistêmica: circulação do sangue que parte do coração para o corpo todo e volta ao coração; também chamada circulação geral.

citoplasma: todo o protoplasma de uma célula, exceto o que está no núcleo; fluido aquoso que contém alimento necessário para o crescimento, reprodução e autorreparo da célula.

clavícula: osso que une o esterno e a escápula.

cocos: bactérias esféricas que aparecem isoladas ou em grupos.

combustão: oxidação rápida de qualquer substância, acompanhada pela produção de calor e luz. Pode ou não usar oxigênio.

compostos quaternários de amônia: desinfetantes que são considerados atóxicos, inodoros e de ação rápida.

compostos químicos: combinação entre dois ou mais átomos de diferentes elementos unidos quimicamente com uma composição química fixa, proporções definidas e propriedades distintas.

comprimento de onda: distância entre dois picos sucessivos de ondas eletromagnéticas.

conchas nasais inferiores: camadas finas de osso esponjoso na parede lateral da cavidade nasal.

condutor: qualquer substância, material ou meio que transmita facilmente a eletricidade.

contagioso: transmissível pelo contato.

contaminação cruzada: contaminação que ocorre quando se toca um objeto, com a pele, e depois um outro objeto ou produto com a mesma mão ou utensílio.

contaminado: quando um objeto ou produto tem microrganismos.

contaminantes: substâncias que podem causar contaminação.

conversor: aparelho que transforma a corrente direta em corrente alternada.

coração: órgão muscular em formato de cone que mantém a movimentação do sangue dentro do sistema circulatório.

corrente alternada (CA): corrente rápida e interrompida, fluindo primeiro em uma direção, e depois na oposta.

corrente contínua (CC): corrente constante e de fluxo uniforme, que percorre apenas uma direção.

corrente elétrica: fluxo de eletricidade ao longo de um condutor.

corrente farádica: corrente alternada e interrompida que produz reação mecânica sem efeito químico.

corrente galvânica: corrente constante e direta, que usa um polo positivo e negativo para produzir reações químicas de desincrustação e iontoforese.

corrente sinusoidal: corrente alternada semelhante à farádica; produz contrações mecânicas e é usada durante manipulações faciais e do couro cabeludo.

corrente Tesla de alta frequência: corrente térmica ou produtora de calor, com um alto índice de oscilação ou vibração; também chamada raio violeta.

crânio: invólucro oval e ósseo que protege o cérebro.

décimo primeiro nervo craniano (acessório): tipo de nervo motor que controla o movimento dos músculos do pescoço.

defecação: eliminação de alimentos do corpo.

deltoide: músculo grande e triangular que cobre a articulação do ombro e permite que o braço se estenda externamente e ao lado do corpo.

dendritos: ramos das fibras nervosas semelhantes a árvores, que se estendem a partir de uma célula nervosa e transportam os impulsos na direção da célula.

dermatófitos: um tipo de fungo que causa infecções na pele, nas unhas e nos cabelos.

descontaminação: remoção de patógenos e outras substâncias de equipamentos e superfícies.

desincrustação: a corrente galvânica é usada para criar uma reação química alcalina que emulsifica ou liquefaz o sebo e os resíduos.

desinfecção: segundo nível mais alto de descontaminação, quase tão eficaz quanto a esterilização, mas que não mata os esporos bacterianos; usada em superfícies rígidas e não porosas.

desinfetantes: agentes químicos usados para destruir a maioria das bactérias, fungos e vírus e desinfectar os implementos e superfícies.

diafragma: parede muscular que separa o tórax da região abdominal e ajuda a controlar a respiração.

diencéfalo: localizado na parte superior do mesencéfalo; consiste em duas partes principais; o tálamo e o hipotálamo.

digestão: decomposição dos alimentos por meios químicos e mecânicos.

diplococos: bactérias esféricas que crescem em pares e causam doenças como a pneumonia.

disjuntor: interruptor que cessa ou fecha automaticamente um circuito elétrico na primeira indicação de sobrecarga.

dissacarídeos: carboidratos compostos de dois açúcares simples, como lactose e sacarose.

divisão autônoma do sistema nervoso (SNA): parte do sistema nervoso que controla os músculos involuntários; regula a ação dos músculos lisos, glândulas, vasos sanguíneos e coração.

divisão parassimpática: parte do sistema nervoso autônomo que funciona em situações normais e não estressantes, como o descanso. Também ajuda a restaurar a calma e o equilíbrio do corpo depois de um evento estressante.

GLOSSÁRIO **153**

divisão simpática: parte do sistema autônomo que estimula ou acelera a atividade e prepara o corpo para situações de estresse, como fugir de uma situação perigosa ou competir em um evento esportivo.

eficácia: eficiência.

elemento: forma mais simples da matéria; não pode ser dividido em uma substância mais simples sem a perda da identidade; conjunto de átomos com as mesmas propriedades.

eletricidade: forma de energia que, quando está em movimento, exibe efeitos magnéticos, químicos ou térmicos; um fluxo de elétrons.

eletrodo ativo: eletrodo usado na área a ser tratada.

eletrodo inativo: polo oposto do eletrodo ativo.

eletrodo: aplicador para dirigir a corrente elétrica da máquina para a pele do cliente.

eletroterapia: uso de aparelhos elétricos para obter benefícios terapêuticos.

emulsão de água em óleo (A/O): gotículas de água dispersadas em um óleo.

emulsão de óleo em água (O/A): gotículas de óleo dispersadas em água com a ajuda de um agente emulsificante.

emulsões: misturas de duas ou mais substâncias imiscíveis, com a ajuda de um emulsificante.

encéfalo: parte do sistema nervoso contido no crânio; o maior e mais complexo tecido nervoso; controla a sensação, os músculos, a atividade glandular e o poder de pensar e sentir.

enzimas digestivas: substâncias químicas que alteram certos tipos de alimento para uma forma que pode ser usada pelo corpo.

enzimas: catalisadores que quebram moléculas complexas dos alimentos para utilizar energia.

epicrânico: músculo largo que cobre o topo do crânio; também chamado occipitofrontal.

escala logarítmica: método para exibir dados em múltiplos de 10.

escápula: osso triangular grande e achatado do ombro.

espirilos: bactérias em formato espiral que causam sífilis, doença de Lyme, entre outras.

estafilococos: bactéria formadora de pus, com forma esférica que cresce em cachos semelhantes aos de uva; causa abscessos, pústulas e bolhas.

esterilização: nível mais alto de descontaminação; mata completamente todos os organismos em uma superfície não porosa.

esterno: osso achatado que forma o suporte central das costelas.

esternocleidomastoideo: músculo do pescoço que abaixa e gira a cabeça.

estreptococos: bactérias formadoras de pus, com forma esférica e arranjadas em cadeias que se assemelham a um colar de contas; causam infecções como de garganta e intoxicação do sangue.

falanges: ossos dos dedos das mãos ou dos pés.

fenol: ácido carbólico; um reagente cáustico; usado para peelings e para a higienização de instrumentos de metal.

fisiologia: estudo das funções ou atividades realizadas pelas estruturas do corpo.

flagelos: filamentos proteicos longos da bactéria, utilizados para locomoção bacteriana.

fototerapia: (tratamento pela luz) é uma forma de tratamento usada para várias condições da pele, aplicando comprimentos de onda da luz artificial a partir do espectro ultravioleta (azul claro) da luz solar.

fototermólise: processo pelo qual a luz de um laser é transformada em calor.

frontal: porção anterior ou frontal do epicrânico; músculo do couro cabeludo.

fungicida: capaz de destruir fungos.

fungos: parasitos vegetais, incluindo mofo e leveduras.

fusível: dispositivo especial que impede que a corrente excessiva atravesse.

glândulas endócrinas ou sem canal: glândulas que liberam secreções hormonais diretamente na circulação sanguínea.

glândulas exócrinas ou de canal: glândulas que produzem uma substância que percorre pequenos canais semelhantes a tubos, como as glândulas sudoríparas (suor) e sebáceas (óleo).

glândulas: célula ou grupo de células que produzem e liberam substâncias usadas nas adjacências ou em outra parte do corpo.

glicosaminoglicanos: substância de ligação à água localizada entre as fibras da derme.

glóbulos brancos: células do sangue que executam a função de destruir os germes que causam doenças; também chamados corpúsculos brancos ou leucócitos.

glóbulos vermelhos: também chamados corpúsculos vermelhos; células que transportam o oxigênio dos pulmões para as células do corpo.

gorduras (lipídios): macronutrientes usados para produzir energia no corpo; materiais contidos nas glândulas sebáceas que lubrificam a pele.

hemoglobina: proteína dos glóbulos vermelhos que contém ferro e se liga ao oxigênio.

hepatite: doença marcada pela inflamação do fígado; pode ser causada por vírus transmissíveis pelo sangue.

hidrofílica: capaz de combinar com a água ou atraí-la.

hidrogênio: molécula formada por 2 átomos de hidrogênio (H2). É um gás incolor, insípido e muito inflamável.

higienização: terceiro nível de descontaminação; reduz significativamente o número de patógenos ou organismos produtores de doenças encontrados em uma superfície.

hipoglicemia: condição em que o nível de glicose ou gotas de açúcar no sangue é muito baixo; causada por excesso de insulina ou baixa ingestão de alimentos.

histologia: estudo da estrutura e composição do tecido.

hormônios: secreções produzidas por uma das glândulas endócrinas e transportadas, pela corrente sanguínea ou fluido corporal para outra parte ou órgão do corpo, a fim de estimular a atividade funcional ou secreção.

imiscíveis: que não podem ser misturados.

imunidade adquirida: imunidade desenvolvida depois que o corpo supera uma doença ou por inoculação.

imunidade natural: uma resistência inerente às doenças, defesa natural do organismo.

imunidade: capacidade do corpo de resistir à infecção e destruir os patógenos que infectaram o corpo.

incidente de exposição: contato específico do sangue de um cliente ou outros materiais potencialmente infecciosos com os olhos, boca ou outras mucosas do esteticista, como resultado dos serviços e trabalhos prestados.

infecção generalizada: infecção que resulta quando a circulação sanguínea dissemina patógenos e suas toxinas (venenos) para todas as partes do corpo.

infecção local: infecção que é limitada a uma parte específica do corpo e é indicada por uma lesão que contém pus.

infecção: a invasão dos tecidos corporais por bactérias patogênicas que causam doenças.

GLOSSÁRIO   155

ingestão: comer ou ingerir alimentos.

inserção: ponto em que o músculo esquelético é ligado a um osso ou outra parte mais móvel do corpo.

intersticiais: fluidos nos espaços entre as células do tecido.

iontoforese (ionização): processo para introduzir os íons de produtos solúveis em água na pele, usando uma corrente elétrica como os polos positivo e negativo de uma máquina galvânica.

isolante (não condutor): substância que não transmite a eletricidade facilmente.

kilowatt (K): 1.000 watts.

laser: sigla em inglês para "emissão de radiação com estimulação e amplificação da luz"; aparelhos médicos que usam a radiação eletromagnética para a remoção de pelos e tratamentos da pele.

linfonodos: órgãos semelhantes a glândulas nos vasos linfáticos, que filtram os produtos da linfa.

lipofílica: que tem afinidade ou atração com a gordura e os óleos.

luvas de nitrila: luvas de borrachas sintéticas conhecidas como acrilonitrila e butadieno; são resistentes a rasgos, punções, substâncias químicas e solventes.

luz azul: luz terapêutica que deve ser usada apenas sobre uma pele oleosa e nua; contém poucos raios de calor, é a menos penetrante e possui alguns benefícios químicos e germicidas.

luz branca: chamada luz combinada, porque é uma combinação entre todos os raios visíveis do espectro.

luz vermelha: luz terapêutica usada na pele seca em combinação com óleos e cremes; penetra profundamente e produz o calor mais forte.

luz visível: fonte primária de luz, usada em tratamentos faciais e do couro cabeludo.

macronutrientes: nutrientes que constituem a maior parte da nutrição que ingerimos; os três grupos básicos de alimento; proteínas, carboidratos e gorduras.

mandíbula: osso do mento; o maior e mais forte osso do rosto.

manto ácido: lipídeos e secreções protetores sobre a pele.

matéria: qualquer substância que ocupe espaço e tenha massa (peso).

medula espinal: parte do sistema nervoso que se origina no encéfalo, estende-se até a extremidade inferior do tronco e é protegido pela coluna vertebral.

melasma: condição da pele desencadeada pelos hormônios; causa uma pigmentação mais escura em áreas como o lábio superior, ao redor dos olhos e bochechas.

membrana celular: parte da célula que cerca o protoplasma e permite que substâncias solúveis entrem e saiam da célula.

metabolismo: processo químico que ocorre nos organismos vivos, no qual as células são nutridas e executam suas atividades.

metacarpo: ossos da palma da mão; partes da mão que contêm cinco ossos entre o carpo e as falanges.

microcorrente: um aparelho que imita a energia elétrica natural do corpo, para reeducar e tonificar os músculos faciais; melhora a circulação e aumenta a produção de colágeno e elastina.

micronutrientes: vitaminas e substâncias que não têm calorias, porém são essenciais para as funções do corpo.

microrganismo: qualquer organismo de tamanho microscópico .

miliampere: milésima parte de um ampere.

minerais: materiais inorgânicos necessários para muitas reações das células e do corpo.

miscíveis: que podem ser misturados com outro líquido em qualquer proporção, sem se separar.

misturas físicas: combinações de duas ou mais substâncias, que não estão unidas quimicamente. A mistura pode ocorrer sem uma composição fixa e em qualquer proporção. Se não há transformação química, não há perda da identidade das substâncias.

mitose: divisão das células em duas novas células (filhas); processo usual da reprodução dos tecidos humanos.

modalidades: correntes usadas nos tratamentos elétricos para o rosto e o couro cabeludo.

molécula: combinação química de dois ou mais átomos.

moléculas compostas: combinações químicas de dois ou mais átomos de elementos diferentes.

moléculas-elemento: combinações químicas de dois ou mais átomos do mesmo elemento.

monossacarídeos: carboidratos compostos de uma unidade de açúcar básica.

motilidade: a motilidade da célula se refere aos organismos unicelulares e sua capacidade de se mover em seu ambiente.

mucopolissacarídeos: complexos de carboidratos/lipídios que também são bons para proporcionar ligação à água.

músculo abaixador do ângulo da boca: músculo que se estende ao longo do queixo e puxa o canto da boca para baixo.

músculo abaixador do lábio inferior: músculo do lábio inferior, que o deprime e puxa para o lado; também conhecido como quadrado do lábio inferior.

músculo auricular anterior: músculo na frente da orelha, que a movimenta para frente.

músculo auricular posterior: músculo atrás da orelha, que a movimenta para trás.

músculo auricular superior: músculo acima da orelha, que a movimenta para cima.

músculo bucinador: músculo fino e achatado da bochecha entre a maxila e a mandíbula, que comprime as bochechas e expele o ar entre os lábios.

músculo cardíaco: músculo involuntário que compõe o coração.

músculo corrugador do supercílio: músculo facial que atrai as sobrancelhas para baixo e enruga a testa verticalmente.

músculo latíssimo do dorso: músculo que cobre a nuca e a região superior e média das costas; estabiliza a escápula e encolhe os ombros.

músculo levantador do ângulo da boca: músculo que levanta o ângulo da boca e o puxa para dentro.

músculo levantador do lábio superior: músculo que cerca o lábio superior, eleva-o e dilata as narinas, como para expressar nojo.

músculo masseter: um dos músculos da mandíbula usados na mastigação.

músculo mentual: músculo que eleva o lábio inferior e eleva e enruga a pele do queixo.

músculo occipital: osso posterior do crânio, localizado abaixo dos ossos parietais; aquele que puxa o couro cabeludo para trás.

músculo orbicular da boca: faixa plana ao redor dos lábios que os comprime, contrai, enruga e enrijece.

músculo orbicular do olho: músculo em anel da órbita ocular; fecha a pálpebra.

músculo risório: músculo que puxa o ângulo da boca para fora e para trás, como em um sorriso.

músculo serrátil anterior: músculo do tórax que ajuda a respirar e a elevar o braço.

músculo supinador: músculo do antebraço que gira o rádio para fora e a palma para cima.

músculo temporal: músculo temporal; um dos músculos envolvidos na mastigação.

GLOSSÁRIO **157**

músculos estriados: também chamados músculos voluntários ou esqueléticos; são controlados pela vontade.

músculos extensores: músculos que estendem o punho, a mão e os dedos para formar uma linha reta.

músculos flexores: músculos extensores do punho, envolvidos na flexão do punho.

músculos não estriados: também chamados músculos involuntários, viscerais ou lisos; funcionam automaticamente, sem uma vontade consciente.

músculos peitorais maior e menor: músculos do tórax que ajudam nos movimentos de balanço do braço.

músculos pronadores: músculos que viram a mão para dentro, voltando a palma para baixo.

músculos zigomáticos maior e menor: músculos que estendem desde o osso zigomático até o ângulo da boca; eles elevam o lábio, como em uma risada.

não patogênico: que não são prejudiciais ou não produzem doença.

nervo auricular maior: nervo nas laterais do pescoço que afeta a face, as orelhas, o pescoço e a glândula parótida.

nervo auricular posterior: nervo que afeta os músculos atrás da orelha, na base do crânio.

nervo auriculotemporal: nervo que afeta a orelha externa e a pele sobre a têmpora, até o topo do crânio.

nervo cutâneo cervical posterior: nervos localizados na lateral do pescoço, que afetam sua parte frontal e lateral, descendo até o osso esterno.

nervo digital: nervo que, com seus ramos, supre os dedos das mãos e dos pés.

nervo infraorbital: nervo que afeta a pele da pálpebra inferior, lateral do nariz, lábio superior e boca.

nervo infratroclear: nervo que afeta a membrana e a pele do nariz.

nervo mediano: nervo que supre o antebraço e a mão e é menor que os nervos ulnar e radial.

nervo mentual: nervo que afeta a pele do lábio inferior e do queixo.

nervo nasal: nervo que afeta a raiz e as partes inferiores do nariz.

nervo occipital maior: nervo localizado na parte posterior da cabeça, que afeta o couro cabeludo.

nervo occipital menor: nervo localizado na base do crânio, que afeta o couro cabeludo e os músculos atrás da orelha.

nervo radial: nervo que, com seus ramos, supre toda a parte posterior do membro superior

nervo supraorbital: nervo que afeta a pele da fronte, couro cabeludo, supercílio e pálpebra superior.

nervo supratroclear: nervo que afeta a pele entre os olhos e a parte superior do nariz.

nervo ulnar: nervo que afeta a palma da mão e o braço, localizado do mesmo lado do dedo mínimo.

nervo zigomático: nervo que afeta a pele da têmpora, lateral da fronte e parte superior da bochecha.

nervos motores ou eferentes: nervos que levam impulsos do cérebro para os músculos.

nervos sensoriais ou aferentes: nervos que transmitem impulsos ou mensagens dos órgãos sensoriais para o cérebro, onde as sensações de tato, frio, calor, visão, audição, paladar, odor, dor e pressão são experimentadas.

nervos: cordões brancos constituídos de feixes de fibras nervosas e unidos pelo tecido conjuntivo, através dos quais os impulsos são transmitidos.

neurônio: célula nervosa; unidade básica do sistema nervoso que consiste em um corpo celular, núcleo, dendritos e axônio.

nitrogênio: molécula formada por 2 átomos de nitrogênio (N_2). É um gás incolor que compõe 4/5 do ar na atmosfera.

núcleo: protoplasma denso e ativo encontrado no centro da célula; cumpre uma parte importante em sua reprodução e em seu metabolismo.

nucleoplasma: líquido dentro do núcleo da célula que contém proteínas e DNA; determina nossa constituição genética.

ohm (O): unidade que mede a resistência de uma corrente elétrica.

órgãos: estruturas compostas de tecidos especializados e que executam funções específicas.

origem: parte do músculo que não move; é ligada ao esqueleto e normalmente é parte de um músculo esquelético.

osso esfenoide: osso que une todos os ossos do crânio.

osso etmoide: osso leve e esponjoso entre as órbitas, que forma uma parte das cavidades nasais.

osso frontal: osso que forma a testa.

osso hioide: osso em formato de U na base da língua que suporta a língua e seus músculos.

ossos lacrimais: ossos pequenos e finos localizados na parede medial anterior da cavidade orbital.

ossos maxilares: formam a maxila.

ossos nasais: ossos que formam a raiz do nariz.

ossos palatinos: dois ossos que formam o palato duro da boca.

ossos parietais: ossos que formam as laterais e o topo do crânio.

ossos temporais: ossos que formam as laterais da cabeça, na região da orelha.

ossos zigomáticos: ossos que formam a proeminência das bochechas; as maçãs do rosto.

osteoporose: afinamento dos ossos que os torna frágeis e propensos a fraturas; causada pela reabsorção do cálcio no sangue.

oxidação: reação química que ocorre por transferência de elétrons. Algumas das reações de oxidação combinam um elemento ou uma substância com o oxigênio para produzir um óxido.

oxidar: transferir elétrons para uma substância ou combinar uma substância com o oxigênio.

oxigênio: elemento mais abundante na Terra. A molécula de oxigênio, O_2, é formada pela combinação de dois átomos de oxigênio.

parasito: organismo que vive e se nutre de outro organismo

parte central do sistema nervoso (cerebrospinal): consiste no cérebro, na medula espinal e nos nervos espinais e cranianos.

parte periférica do sistema nervoso (SNP): sistema de nervos e gânglios que conectam as partes periféricas do corpo à parte central do sistema nervoso; possui nervos sensoriais e motores.

patogênico: prejudicial; que causa doença.

patógenos transmissíveis pelo sangue: bactérias ou vírus causadores de doenças, que são disseminados ao longo do corpo pelo sangue ou fluidos corporais.

pediculose: doença causada pela infecção com piolhos.

pericárdio: saco membranoso de dupla camada que cerca o coração.

peristalse: movimento do alimento ao longo do trato digestivo.

peróxido de hidrogênio: composto químico formado por hidrogênio e oxigênio; um líquido incolor com odor característico e sabor ligeiramente ácido.

pH: forma de expressar a acidez, neutralidade e basicidade de uma substância.

plaquetas: células de sangue que ajudam na formação de coágulos.

plasma: parte líquida do sangue e da linfa que transporta alimentos e secreções para as células e retira delas o dióxido de carbono.

GLOSSÁRIO **159**

platisma: músculo amplo que se estende desde os músculos do tórax e do ombro até a lateral do mento; responsável por abaixar a mandíbula e o lábio inferior.

plugue elétrico: conector na ponta de um cabo elétrico que é encaixado na tomada de parede.

polaridade: polo negativo ou positivo de uma corrente elétrica.

polissacarídeos: carboidratos que possuem três ou mais moléculas de carboidratos simples.

Precauções Universais: conjunto de medidas e controles publicadas pela Anvisa, que exige que o empregador e o funcionário presumam que todos os fluidos corporais humanos especificados e o sangue humano são infecciosos para HIV, vírus da hepatite B e outros patógenos transmissíveis pelo sangue.

procedimento asséptico: processo de manuseio correto de equipamentos e suprimentos esterilizados e desinfetados, de forma que não sejam contaminados por microrganismos até que sejam usados em um cliente.

prócero: músculo que cobre a raiz do nariz, abaixa o supercílio e enruga a pele da glabela.

propriedades físicas: características intrínsecas das substâncias que podem ser determinadas sem reação química e que não causam alteração química na identidade das substâncias.

propriedades químicas: características que somente podem ser determinadas com uma reação química e que causam alteração química na identidade da substância.

proteínas: cadeias de moléculas de aminoácidos usadas em todas as funções da célula e no crescimento do corpo.

protoplasma: substância incolor e semelhante a um gel presente nas células; contém elementos como proteínas, gorduras, carboidratos, sais minerais e água.

protozoários: parasitos unicelulares, que têm capacidade para se mover; eles podem se dividir e crescer apenas quando estão dentro de um hospedeiro.

pseudomonicida: capaz de destruir as bactérias Pseudomonas.

pulmões: tecidos esponjosos compostos de células microscópicas, nos quais o ar inalado é trocado por dióxido de carbono durante um ciclo respiratório.

pus: líquido que é produto da inflamação e contém glóbulos brancos e detritos de células mortas, elementos de tecidos e bactérias.

química inorgânica: ramificação da química que trata dos elementos que não contêm carbono.

química orgânica: estudo de substâncias que contêm carbono.

química: ciência que trata da composição, estruturas e propriedades da matéria e suas modificações sob condições diferentes.

quinto nervo craniano: principal nervo sensorial da cabeça; controla a mastigação; também conhecido como nervo trigêmeo.

radiação eletromagnética: energia na forma de ondas eletromagnéticas; também chamada energia radiante porque transporta (ou radia) a energia pelo espaço em ondas.

radicais livres: "superoxidantes" que causam uma reação de oxidação e produzem novo radical livre nesse processo; são criados por átomos ou moléculas altamente reativos (frequentemente o oxigênio) que possuem um número desparelhado de elétrons; são instáveis e podem danificar o DNA, causando inflamação e doença.

rádio: pequeno osso do antebraço, situado do mesmo lado que o polegar.

raios infravermelhos: raios invisíveis que têm comprimentos de onda mais longos, penetram mais profundamente e produzem mais calor que a luz visível.

raios ultravioleta (UV): raios invisíveis que têm comprimentos de onda curtos, são os raios menos penetrantes, produzem efeitos químicos e matam germes; também chamados raios frios ou actínicos.

FUNDAMENTOS DE ESTÉTICA 2 ▪ CIÊNCIAS GERAIS

ramo cervical: nervos que se originam na medula espinal, cujos ramos suprem os músculos e o couro cabeludo na parte posterior da cabeça e no pescoço.

ramo frontal da artéria temporal: artéria que supre o sangue para a testa e a pálpebra superior.

ramo mandibular: ramo do quinto nervo craniano que supre os músculos e a parte inferior do rosto;

ramo marginal de mandíbula: afetam os músculos do mento e do lábio inferior.

ramo maxilar: ramo do quinto nervo craniano que supre a parte superior do rosto.

ramo oftálmico: ramo do quinto nervo craniano que supre a pele da fronte, pálpebra superior e parte interna do couro cabeludo, órbita, globo ocular e cavidade nasal.

ramos bucais: nervo que afeta os músculos da boca.

ramos temporais: nervo que afeta os músculos da têmpora, lateral da fronte, supercílio, pálpebra e parte superior da bochecha.

reações de neutralização ácido-base: quando um ácido é misturado a uma base, também chamada substância alcalina, em proporções iguais para neutralizar um ao outro e formar água (H_2O) e um sal.

reações de oxirredução (redox): um dos tipos mais comuns de reações químicas; prevalece em todas as áreas da química. As reações de oxirredução ocorrem por transferência de elétrons. Por exemplo, quando o oxigênio é adicionado a uma substância, ela oxida; a ferrugem se forma quando o oxigênio entre em contato com o ferro.

reações redox: oxidação e redução que acontecem ao mesmo tempo.

redução: reações que envolvem a transferência de elétrons para uma substância. Algumas reações de redução podem envolver a perda de oxigênio.

reflexo: reação do nervo autonômico a um estímulo; envolve o movimento de um impulso de um receptor sensorial ao longo do nervo aferente até a medula espinal e o impulso de resposta ao longo de um neurônio eferente para um músculo, causando uma reação.

retificador: aparelho que transforma a corrente alternada em corrente direta.

retinoide: derivado da vitamina A. Mostrou a capacidade de alterar a síntese do colágeno e é usado para tratar a acne e os sinais visíveis de envelhecimento. Os efeitos colaterais são irritação, fotossensibilidade, pele seca, vermelhidão e descamação.

sangue: fluido nutritivo que se propaga pelo sistema circulatório (coração, veias, artérias e vasos capilares).

sarna (escabiose): doença contagiosa, causada por um ácaro que provoca escavações sob a pele.

sétimo nervo craniano (facial): principal nervo motor da face, que se inicia na parte inferior da orelha.

Síndrome da Imunodeficiência adquirida (AIDS): doença causada pelo vírus HIV, que invade o sistema imune do corpo.

sistema circulatório: sistema que controla a circulação estável do sangue pelo corpo, por meio do coração e dos vasos sanguíneos.

sistema digestório: boca, faringe, estômago, intestinos, glândulas salivares e gástricas, fígado e pâncreas que transformam o alimento em nutrientes e resíduos.

sistema endócrino: grupo de glândulas especializadas que afetam o crescimento, desenvolvimento, atividades sexuais e saúde do corpo.

sistema esquelético: base física do corpo, composta dos ossos, cartilagens e articulações móveis e imóveis.

sistema excretor: grupo de órgãos – incluindo os rins, fígado, pele, intestino grosso e pulmões – que purificam o corpo por meio da eliminação dos resíduos.

sistema genital: sistema responsável pelos processos por meio dos quais as plantas e animais produzem descendentes.

sistema linfático ou imune: sistema constituído de linfa, linfonodos e a glândula timo, o baço e os vasos linfáticos; suas funções protegem o corpo da doença, desenvolvendo imunidades e destruindo microrganismos que causam doenças, além de drenar o excesso de fluidos intersticiais dos espaços de tecidos para o sangue. Transporta os resíduos e impurezas para longe das células.

sistema muscular: sistema que cobre e dá forma e suporte ao tecido esquelético; contrai e movimenta várias partes do corpo.

sistema nervoso: sistema composto do encéfalo, medula espinal e nervos; controla e coordena todos os outros sistemas e os faz funcionar de maneira harmoniosa e eficaz.

sistema respiratório: sistema que consiste nos pulmões e órgãos condutores do ar; permite a respiração, que supre o corpo com oxigênio e elimina o dióxido de carbono como um resíduo.

sistema tegumentar: pele e seus órgãos acessórios, como as glândulas sudoríparas e sebáceas, receptores sensoriais, cabelos e unhas.

sistema vascular: sistema que consiste no coração, artérias, veias e vasos capilares para a distribuição do sangue por todo o corpo.

soluções: misturas uniformes de duas ou mais substâncias miscíveis entre si.

soluto: substância que é dissolvida por um solvente para formar uma solução.

solvente: substância que dissolve outra para formar uma solução.

Staphylococcus aureus resistente à meticilina (MRSA): estafilococos altamente resistente, selecionados pelo uso excessivo de antibióticos.

surfactantes: agentes ativos que reduzem a tensão da superfície entre a pele e o produto, para aumentar a capacidade de espalhá-lo. Também permitem que a água e o óleo se misturem. Os detergentes e agentes emulsificantes são exemplos de substâncias surfactantes.

suspensões: estados nos quais as partículas sólidas são distribuídas ao longo de um meio líquido. Misturas uniformes de duas ou mais substâncias. Diferem das soluções em razão do tamanho das partículas

tecido conjuntivo: tecido fibroso que protege e suporta várias partes do corpo, como ossos, cartilagens e tendões.

tecido epitelial: cobertura protetora das superfícies do corpo como a pele, membranas mucosas e revestimento do coração, órgãos digestivos e respiratórios e glândulas.

tecido muscular: tecido que contrai e movimenta várias partes do corpo.

tecido nervoso: tecido que controla e coordena todas as funções do corpo.

tecidos: coleção de células semelhantes que executam uma função específica.

telencéfalo: constitui a maior parte do encéfalo e é localizado na parte anterior e superior do crânio.

terapia pela luz: aplicação de raios de luz na pele para o tratamento de rugas, vasos, pigmentação ou remoção dos pelos.

tórax: uma caixa óssea e elástica que serve como estrutura protetora para o coração, pulmões e outros órgãos internos.

transformação física: mudança de estado físico de uma substância, sem reação química ou formação de uma nova substância.

transformação química: alteração na composição química de uma substância, na qual uma ou mais substâncias novas são formadas e assumem propriedades diferentes da original.

transmissível: quando uma doença se dissemina de uma pessoa para outra por meio do contato.

162 FUNDAMENTOS DE ESTÉTICA 2 ▪ CIÊNCIAS GERAIS

trapézio: músculo largo, achatado e superficial que cobre a nuca e a região média do dorso; controla a escápula e os movimentos de balanço do braço.

tríceps braquial: músculo grande que cobre toda a parte posterior do braço e estende o antebraço.

tronco encefálico: estrutura que conecta a medula espinal ao cérebro.

tuberculicida: capaz de destruir as bactérias que causam a tuberculose.

tuberculose: doença bacteriana que normalmente afeta os pulmões.

ulna: osso interno e maior do antebraço, inserido no punho no mesmo lado que o dedo mínimo.

úmero: maior e mais superior osso do braço, que se estende do cotovelo até o ombro.

valvas: estruturas que fecham temporariamente uma passagem ou permitem o fluxo em apenas uma direção.

vasos capilares linfáticos: vasos linfáticos que ocorrem em agrupamentos e são distribuídos ao longo da maior parte do corpo.

vasos capilares: vasos sanguíneos de paredes finas, que conectam as artérias menores às veias.

vasos linfáticos: fluido transparente amarelado que circula nos espaços linfáticos do corpo; transporta resíduos e impurezas para fora das células.

veia jugular externa: veia localizada na lateral do pescoço, que transporta o sangue da cabeça, do rosto e pescoço que retorna para o coração.

veia jugular interna: veia localizada na lateral do pescoço para coletar sangue do cérebro e partes do rosto e pescoço.

veias: vasos sanguíneos de paredes finas, que são menos elásticos que as artérias; contêm válvulas côncavas para impedir o refluxo e carregar o sangue impuro dos vasos capilares de volta para o coração e os pulmões.

ventre: parte média de um músculo.

ventrículos: câmara inferior do coração, que possui paredes grossas.

vértebras cervicais: sete ossos no topo da coluna vertebral, localizados na região do pescoço.

virucida: capaz de destruir vírus.

Vírus da Imunodeficiência Humana (HIV): Vírus da Imunodeficiência Humana; vírus que causa a AIDS.

vírus: microrgansimos que pode invadir plantas e animais, incluindo as bactérias.

vitamina A (retinol): antioxidante que ajuda no funcionamento e reparo das células da pele.

vitamina C (ácido ascórbico): vitamina antioxidante necessária para o reparo adequado da pele e dos tecidos.

vitamina D: vitamina solúvel em gordura, às vezes chamada "vitamina da luz solar" porque a pele sintetiza a vitamina D a partir do colesterol quando exposta à luz solar. Essencial para o crescimento e desenvolvimento.

vitamina E (tocoferol): vitamina antioxidante; ajuda a proteger a pele dos efeitos prejudiciais dos raios solares.

vitamina K: vitamina responsável pela síntese dos fatores necessários para a coagulação do sangue.

vitaminas do Complexo B: vitaminas solúveis em água e que interagem com outras que tenham essa mesma propriedade; também atuam como coenzimas (catalisadores), facilitando as reações enzimáticas. As vitaminas do complexo B incluem niacina, riboflavina, tiamina, piridoxina, ácido fólico, biotina, cobalamina e ácido pantotênico.

volt (V): unidade que mede a pressão ou força que empurra o fluxo de elétrons para frente, através de um condutor.

vômer: osso fino e achatado que forma parte do septo nasal.

watt (W): medição da quantidade de energia elétrica está sendo usada em um segundo.